健康生活知识系列

孕产妇健康生活知识

《健康生活知识系列》编写组

郭　嘉　主编

合肥工业大学出版社

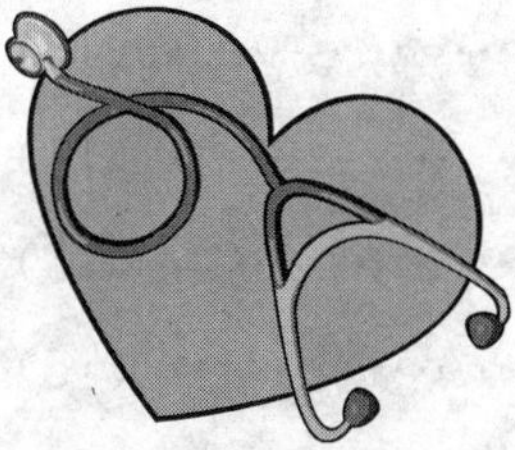

Contents
目　录

第一章　轻松做好孕前身心保健

第二章 孕前妇女营养与生活保健

第三章　妇女孕期营养知识

第四章　孕妇的营养保健须知

第五章　孕妇生活、心理保健

第六章 孕妇健康保健

第七章 产妇营养小知识

第八章　新生儿科学哺乳喂养

第九章　产后的生活问题与处理

第十章　孕产妇食疗方

第一章　轻松做好孕前身心保健

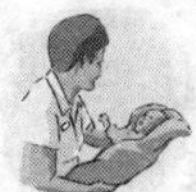

怀孕前应该具备怎样的心理

在孕育小生命之前，必须有足够的心理准备，因为儿女的降生意味着生活方式的转变，会使你感受更重的压力。

首先应当消除忧虑心理。一些年轻女性对怀孕抱有担忧：一是怕怀孕会影响自己优美的体形；二是怕分娩时难以忍受疼痛；三是怕没有经验带不好孩子，或是担心产后无人照料幼儿，等等。其实，这些顾虑都是没有必要的。

毫无疑问，怀孕后由于生理上的一系列变化，体形也会发生较大的变化，但只要注意锻炼，产后体形很快就能恢复。事实证明，凡是在产前做孕妇体操，产后认真进行产后健美操锻炼的年轻母亲，都能很好地恢复体形。

另外，分娩时所产生的疼痛也是很短暂的，只要按照要求去做，同医生密切配合，就能减少痛苦，平安分娩。

其次，孩子是爱情的结晶，是夫妇生命的延续。因此，为了夫妻间诚挚的爱，为了夫妻生命的延续，做妻子的应当有信心去承担孕育、生育的重担。只要有强烈的责任感和坚定的信念，就一定能够克服怀孕期间遇到的一系列困难，迎来小宝宝的诞生，从而体验人类最美好的情感——母爱。

最后，妻子怀孕之后，由于生理发生变化，在心理上也会产生许多变化，如烦躁不安、唠叨、爱发脾气、对感情要求强烈或表现冷淡等。对于这些变化，丈夫应当理解和体谅，并采取各种方法使妻子心情愉快，顺利地度过孕期和产期。

丈夫要主动从事家务劳动，要对妻子更加体贴，这样做既可减少妻子的疲劳，又可增加妻子的愉悦感。妻子怀孕后，对食物的要求千奇百怪，对此，丈夫要做好频繁采购、挑选、更换食物的思想准备。总之，想想将要降生的小宝宝，一切付出都是值得的。

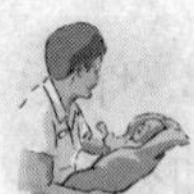

培养积极的生育态度

对怀孕的态度，有些人顺其自然；有些人出于无奈，即既然怀孕也就认了；还有些人本来就计划要孩子，现已怀孕了，很是欢喜。这三种不同的态度对孕期的影响也将不一样。

第一种情况是一切听之任之，倒也自在。怀孕本为自然的生理过程，既然结婚成家，有孩子也是自然的。这样就不惊慌，不恐惧，心态平和。

第二种表现了一种不情愿，又不愿流产的矛盾心理。这种无奈的心理不好，既然选择要孩子，就得有积极的态度。

第三种是以乐观的心态迎接新生命的到来，胎儿也会感觉这种欢乐气氛而生长发育得更好。但是也应想到妊娠本身仍会伴随很多未知的问题，如流产、胎儿发育异常等情况，切忌大喜大悲。

所以对待生孩子的态度应建立在稳固的家庭婚姻关系基础上。夫妻双方都愿意有一个小宝宝，并愿意肩负父母的责任。要以欢乐的态度迎接新生命的到来，并努力创造必要的条件和融洽的家庭气氛。

调节孕前的情绪与心境

情绪是人的反应性心理活动，它对妇女孕期母子健康有着微妙的影响。从性质上说，它可以分为积极的、消极的和不确定的三种状态。这三种状态，与一个人的期望值和实现值之间所表现的关系有着密切联系。比如，有一对夫妇，希望很快地顺利怀孕，但由于某些原因未能如愿，就有可能导致消极的或不确定的情绪产生；相反，如果这对夫妇持有乐观的态度，即使没有及时怀孕，

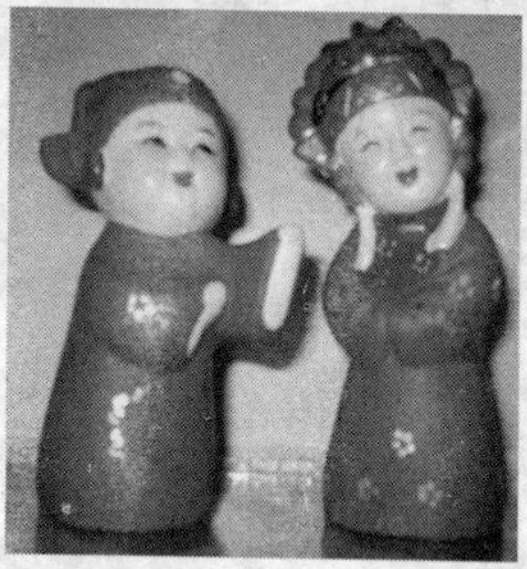

新 婚

也仍然会保持积极的心态。

心境是指使人的一切体验和活动都感染上情绪色彩的一种持续时间较长的心理状态。它有暂时的和稳定的两种表现形式。夫妇之间，彼此的心境可以相互的感染。心境的形成，同社会、家庭、生活、工作等环境因素相关。因此，善于协调上述各种因素，特别是善于处理上述因素所导致的夫妇间的矛盾，就成为保持良好的孕前心境的前提。

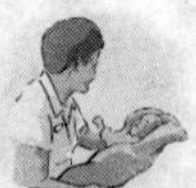

孕前协调夫妻关系的好处

如果你们双方决定要孩子，则无论从心理上，还是生活上，夫妻双方更应多为对方着想，尤其是丈夫对妻子应体贴、照顾，给孕妇创造一个愉快舒适的环境，让她有平和愉快的心态。在日常家庭生活中要以孕妇为中心，使其顺利度过孕期。生孩子不仅仅是妻子一人的事，同样也是做丈夫的事，更是整个家庭的大事。

受孕初期受精卵着床不久，胎盘尚未完全形成，过度的性生活会使子宫出血与收缩，容易流产。所以，此时尽管女方体态没什么改变，不妨碍过性生活，但还是应该减少次数与程度。

怀孕后期，孕妇体态改变较大，要避免撞击膨大的腹部，而且孕妇外阴、阴道柔软充血，容易受伤，动作应轻柔些。预产期前 1 个月，子宫对外界的刺激更为敏感，易导致早产、羊水早破和感染，所以应停止性生活。这些都需要夫妻双方考虑，特别是做丈夫的，心理上更要有所准备。

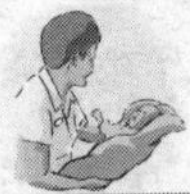

怀孕前如何科学地服用药物

有些药物在体内停留和发生作用的时间比较长，会对胎儿产生不利影响。由药物导致的胎儿畸形，有相当一部分是发生在孕妇还未发现妊娠，所以在准备怀孕前的一段时期内，用药要格外的谨慎。

用药前最好详细了解药物在体内的作用和停留时间，以及是否会对以后的怀孕、胎儿的形成和发育产生影响，并认真请教医生或有关专家。还有一些妇女怀孕之后并没有反应，身体也没有明显变化，自认为没有怀孕，结果无意之中伤害了非常脆弱的胎儿，以至留下终生遗憾。

为了避免出现上述情况，在计划怀孕前 3 个月，服药时就应当特别慎重。如计划某月怀孕，那么在怀孕的前 6 个月就应当停服避孕药，因为避孕药所含的激素成分对精子和卵子的质量都有影响。

另外，常见的抗组织胺剂和起解热镇痛作用的阿司匹林等药，也不宜长期服用。为治疗贫血而服用铁剂时，应征询医生的意见，了解是否会对胎儿产生不良影响。

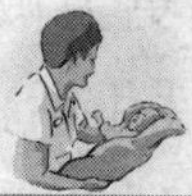

要重视孕前的疾病治疗

俗话说“好种出好苗”，良种只有在肥沃的土壤上才能茁壮成长。想要顺利地生育一个健康、聪明的孩子，夫妇双方的身体必须是健康的。如果夫妇在某一方面患有疾病，就会影响胎儿的形成和健康发育，应当认真治疗后再怀孕。这不仅是生育一个健康聪明孩子的必要条件，也是保证妻子安全度过孕期的必要措施。

女性怀孕后，除生殖器官有明显改变外，其他器官的代谢活动也大大增强，以适应妊娠期间胎儿生长发育的需要。如果母体患有某些比较严重的全身性疾病时，就会影响胎儿的生长发育，还会造成流产、早产或胎儿畸形。此外，怀孕也会影响母体的痊愈，甚至加重病情。为了慎重起见，男女任何一方患有传染病及较重的慢性疾病，如活动性结核、病毒性肝炎、麻风、伤寒等，特别是女方患有较重的疾病，如心脏病、肾脏病、肝病、糖尿病、血液病、甲亢、中枢神经系统病等，都应积极治疗，康复后再受孕。

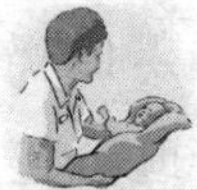

乙肝母亲如何预防病毒感染胎儿

目前认为，携带乙肝病毒的孕妇可将乙肝病毒传染给下一代。传染而不是遗传，首先，乙肝病毒不是通过染色体传递给下一代的；其次，这种传染是可以预防的。主要传播途径分三种：

1. 宫内感染的情况及预防

母亲和胎儿之间的血液并不直接相通，营养等物质交换主要通过胎盘。母亲和胎儿之间隔着一道胎盘屏障，胎盘屏障主要担负保护胎儿的作用，像细菌、病毒、免疫球蛋白 M 等比较大的物质都不能通过胎盘屏障进入胎儿体内。但是，免疫球蛋白 G 等小分子物质就可以透过胎盘屏障进入胎儿体内。那么，乙型肝炎病毒是怎么感染胎儿的呢？研究发现，母亲血液中的乙型肝炎病毒虽然不能直接通过血液进入胎儿，但是，乙型肝炎病毒可以通过胎盘细胞的传递而感染胎儿，当然，胎盘细胞间的传染速度缓慢。

宫内感染的发生率占母婴传播总数的3%～5%，胎儿一旦在宫内发生感染，出生后再打防疫针也就无效了。因此，宫内感染的预防一般要求在妊娠后期（7、8、9三个月），每月注射一次乙肝免疫球蛋白，阻止乙肝病毒感染胎儿，从而预防宫内感染。

2. 分娩过程感染的情况及预防

以产道分娩传播乙肝病毒的危害最大，占母婴传播感染总数的90%以上。携带乙肝病毒的产妇，产道分泌物、血液、羊水中分别查出乙肝病毒表面抗原阳性率为98%、100%及33%，而新生儿胃及口咽内容物中乙肝表面抗原阳性率均在95%以上。

因此，胎儿分娩时吞食产道内血液、羊水及产道分泌物，从而导致感染。当然，在分娩的过程中，新生儿的皮肤因挤压可能受到损伤，乙肝病毒也可能通过破损的皮肤进入体内。新生儿血清乙肝表面抗原由出生时的阴性转变为阳性所需的时间，与乙肝病毒感染人体的潜伏期相同。

北京、上海、浙江、广西四组共556例新生儿出生时，乙肝表面抗原96%是阴性，其中60%在一年内转变为阳性。而出生后六个月内转成阳性者占一年内转变为阳性的95%，出生后三个月转为阳性处于最高峰，可达全部转阳者的85.2%。

剖宫产是否能减少婴儿乙肝表面抗原转阳率？我国台湾省对乙肝表面抗原和e抗原双阳性的母亲所生的447例婴儿注射乙肝疫苗加乙肝免疫球蛋白进行预防。一年后发现，经产道自然分娩的385名儿童有24.1%乙肝表面抗原转为阳性，剖宫产的62名儿童有9.7%乙肝表面抗原转为阳性，经统计学处理发现两者有显著差异。

3. 分娩过程感染乙肝病毒的预防

目前普遍采用出生后24小时之内注射乙肝免疫球蛋

白，并在出生当天、一个月和六个月后分别注射乙肝疫苗，可以有效地阻断乙肝病毒的母婴传播，使90%左右的儿童不会被传染上乙肝病毒。

出生后感染的情况及预防：乙肝表面抗原和e抗原双阳性的母亲，乳汁中也可能有乙肝病毒。在喂奶过程中，如果乳头被吸破，乳汁就会连同血液一起被孩子吃下。

有的母亲经常口对口给孩子喂食，这样的密切接触，很容易使幼儿感染乙肝病毒。一般出生后发生感染的比例较低，约占母婴传播总数的5%，但一旦感染就可能发展为乙肝病毒的慢性携带者。

感染的预防，除应在出生后注射乙肝疫苗和乙肝高效价免疫球蛋白以外，最好不要给孩子哺乳和口对口喂食。

在我国，90%以上乙肝病毒携带者是由母婴传播及在婴幼儿期其他途径传播造成的，而且母婴传播感染乙肝病毒后90%的人将发展为乙肝病毒携带者。通过对胎儿宫内感染的预防、新生儿分娩过程感染的预防和出生后感染的预防，可以使得乙肝表面抗原、e抗原双阳性母亲所生的90%以上的孩子获得保护，不发生乙肝病毒的感染。日本学者通过对乙肝表面抗原和e抗原双阳性母亲所生婴儿采取乙肝高效价免疫球蛋白及乙肝疫苗预防注射后，使得未注射之前人群乙肝表面抗原携带率由1.5%降至预防注射后的0.15%。

在不久的将来通过普遍注射乙肝疫苗和乙肝高效价免疫球蛋白，乙肝病毒携带者人数也必定会大大减少。

妻子怀孕前丈夫应忌用哪些药物

准备怀孕时，男性用药必须慎重，否则影响精子的生成和生育能力。

影响精子和生育能力的西药有：甲基苄肼（会使男性绝育），乙基磺酸甲酯和马利兰（能引起精母细胞DNA损伤），噻替哌（可引起染色体畸变），壬苯醇醚（能破坏精子表面脂质层，降低精子活力），氯化苄烷胺（能破坏精子运动器官和顶体而引起死亡），西咪替丁（能阻碍精子的正常发育），心得安（能抑制精子活动），硝基呋喃，噻吩，苯丁酸氮芥，环磷酰胺，长春花碱（能直接抑制或损害生精功能），大量的阿司匹林、维生素 B_{12}、维生素E等（能抑制生精作用），利血平，5-羟色胺（能抑制脑垂体系统，间接抑制生精）。

以上药物和含有以上成分的药物都会影响男性的生育功能，在准备要孩子前都不要服用。

含有以下成分的草药、中成药也不能使用。它们是石竹科满天星、肥皂草等。它们中的皂甙有杀精作用；木槿花、吊灯花等植物成分对睾丸、附睾、精囊等有较强的抑制作用，且可阻碍生精过程。

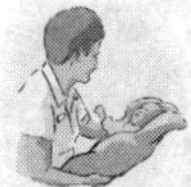

癫痫患者怀孕后怎么办

怀孕后如果停用抗癫痫药物，可使癫痫病死灰复燃，一旦癫痫发作，极易早产、流产甚至脑出血而危及生命。即使能继续妊娠，但癫痫发作时缺氧会影响胎儿的生长发育。此外，孕期服抗癫痫药物易使胎儿患唇裂、神经管缺陷等畸形病变及新生儿出血症。怎样做才能两全其美呢？如下四点意见可供参考。

一是可到神经科和妇产科进行咨询，怀孕后要和医生经常联系，在其指导下继续服用药物，切莫擅自停用抗癫痫药物。

二是防范胎儿畸形，怀孕头 3 个月内每天服用叶酸 5 毫克，有助于减少胎儿神经管缺陷。

三是定期检查。在妊娠 3～4 个月时，可化验血液中甲胎蛋白含量，以了解胎儿是否有神经管缺陷；妊娠 5 个月时可做 B 超探查，观察胎儿有无畸形。

四是到妊娠最后 1 个月时应每天服用维生素 K 10 毫克，预防新生儿出血症。

此外，只有加强孕期保健，才能生个心身皆优的小宝宝。

在准备怀孕时不能随意使用药物

在生活中经常使用的一些药物有可能引发不孕。如常备在家中治疗呼吸道或扁桃体感染的复方新诺明，还有改善睡眠的安定、利眠宁等最常用的镇静药物。

如在孕前或受孕时使用这些药物，有的可能造成精子活力低下；有的可使女性出现排卵障碍；有的可引起男性性欲减退或阳痿等，从而导致不孕或形成不良受精卵。

如果准备怀孕，最好对容易引发不孕或形成不良受精卵的药物多做一些了解。

如果需要使用药物，必须向医生说明当月准备受孕。

第二章　孕前妇女营养与生活保健

营养与优生知识

有的孕前妇女不注意补充营养，甚至在孕期对营养也不太注意，只是在哺乳期才考虑增加营养，这是一大误区。妇女孕前营养素贮备不足就会影响胚胎的发育。如果孕后再不及时补充营养，则胎儿不能摄入足够的营养，其发育就会受到限制，母体分娩出小样儿（即足月出生体重小于 2500 克）的机会就会增多。所以，孕妇必须重视营养的补充。

从一个直径不到 0.2 毫米的受精卵，发育成为 3 千克的婴儿，其营养全靠母体供给。因而，孕妇的营养对胎儿的成长至关重要。孕妇营养不足，就容易流产、早产、死胎或胎儿畸形，还会使胎儿发育不成熟，胎儿体重偏低，出生后易得病，死亡率高，到上学年龄有 30%表现为智力落后。要达到优生，妊娠期就必须加强营养。

大脑发育有两个高峰，在妊娠的 26 周左右，是胎儿脑细胞增殖的第 1 个高峰，出生后第 1 年是婴儿脑细胞增殖的第 2 个高峰，出生后两年，大脑神经细胞总数才基本固定。故脑生长发育的最重要时期在孕期及出生后 1 年以内。在妊娠期及出生后半年到两年内，食用大量蛋白质食品，能促进脑的发育，使婴儿更聪明。要生个健康聪明的孩子，就要加强孕妇的营养。

生男生女能自己选择吗

在中国，重男轻女的现象比较严重，人们相信许多所谓偏方可决定婴儿的性别，就是所谓转胎药。孕妇用药，肯定会给孩子带来一定的影响。这样是十分危险的。

男女比例失调，会带来不少社会问题和相关疾病。比如“重男轻女”，过剩的男性在结婚、生活等方面都会碰到问题；有些病症，如血友病、色盲等还和性别有关，称为“伴性遗传”，男性或女性多了，伴随的特殊疾病也会增加，整个民族健康就会受到影响。

“生男生女都一样”，这种说法是正确的。但随着医学的发展，一些人希望能随心所欲地选择胎儿的性别。这固然是双方的愿望，但更主要的是可以避免一些伴性遗传疾病。

X 型与 Y 型两类精子决定性别，这两者之间有许多差异。含 X 染色体的精子较大而重，活动力弱而速度慢，能耐受酸性，寿命长，所生为女孩；含 Y 染色体的精子较小而轻，活动力强且速度快，嗜碱怕酸，寿命短，所生为男孩。两者既然有差别，就可设法将其分离。

父亲用药也可使胎儿畸形

国外医学家研究发现，男性如果服用了环磷酰胺等抗癌药物，血液中垂体促滤泡素水平增加，导致精子变异从而造成女性生产无脑、脑积水、唇裂等畸形胎儿及流产。

男性如果饮用人参酒、鹿茸酒、五加皮酒等药酒，也会影响胎儿的发育。研究发现，酒精对生殖细胞有强烈的毒害作用，会导致70%的精子发育不全或活动力差，一旦与卵子结合，孕育成胎儿，就会产生头面畸形、肢体短小或智力迟钝低下的病儿。

女性孕前不能饮酒

我国一些地方，女性有饮酒的习惯，女性能饮酒往往被看做“能力强”。其实过量饮酒对女性的不良影响更多。

嗜酒会影响后代的健康，古今中外均有记载。酒为什么会影响后代呢？酒的主要成分是酒精，当酒精被胃、肠吸收进入血液运行全身以后，除少量以汗尿及呼出的气体中排出外，其余大部分由肝脏代谢。

肝脏首先把酒精转化为乙醛，进而变成醋酸被利用，但这种功能是有限的。所以随着饮酒量的增加，血液中的酒精浓度也随之增高，其对大脑、心脏、肝脏、生殖系统都有危害。

酒精可使生殖细胞受到损害，使受精卵不健全。酒后受孕，可造成胎儿发育迟缓，其出生后智力低下，甚至成为白痴。

为了使后代健康成长，发育正常，女性孕前不宜饮酒。酒精可在人体内贮留一段时间，受孕前1周都不宜饮酒。

而对于常年饮酒的女性来说，即使受孕前1周停止饮酒仍有一定的危害。

美国科学家发现，孕前1周内即使适量饮酒，也会抑制胎儿生长，使新生儿体重减轻。他们观察了144名孕妇，发现在怀孕确定前1周每日少量饮酒，分娩的胎儿体重平均少225克，尤其对男婴影响更大。

常年饮酒的妇女，最好在受孕前半年不饮酒。

据丹麦国家大学医学院的一项研究发现，每周喝酒达5杯以下的妇女在婚后半年期间怀上第一胎的机会比每周饮酒10杯以上的妇女要高出两倍。负责这项研究的詹森教授称，希望怀孕的妇女最好减少饮酒数量，因为过多饮酒会影响妇女的生育能力。

怀孕前夫妻要戒烟

香烟中的尼古丁可使血管收缩。妇女子宫血管和胎盘血管收缩，不利于精子着床。香烟在燃烧过程中产生的有害物质有致细胞突变的作用，同样对生殖细胞有损害，卵子和精子在遗传因子方面的突变会导致胎儿畸形和智力低下。

即使不吸烟与吸烟的人在一起也会受到影响，妻子与吸烟的丈夫在一起，她便会吸入漂浮在空气中的焦油和尼古丁。如果夫妇计划要孩子，就应该在怀孕前戒烟，怀孕后再戒烟则为时已晚。

研究表明，妇女在怀孕 20 周以前减少吸烟支数或停止吸烟，所生婴儿重量可接近于非吸烟者所生的婴儿，但仍有先天性异常的危险，这是由于在怀孕早期，甚至怀孕前吸烟所引起的。因此，在准备要怀孩子时，夫妇双方应提前停止吸烟。当然，最好是夫妇双方都不吸烟。

孕前不要急着住新房

房子是关系到夫妻生活是否幸福的一大重要物质基础。人们往往先装修再结婚生子。

在人的一生中，最值得高兴的事之一是乔迁新居。

然而，喜中有忧，有些人在搬进新居后，很快就有了不舒适的感觉。如头痛、头昏、失眠、关节疼痛、四肢乏力、哮喘、流泪、起风疹、疙瘩，甚至心慌意乱，食欲不振、精神忧郁、记忆力减退等。这些病症很可能是由乔迁新居诱发的，俗称为“乔迁病”，医学家们称之“建筑物综合征”。为什么会出现上述症状呢？

科学研究证实，建造新房和装饰新居所用的砖、石、水泥、钢筋、木材、胶合板、塑料、油漆、涂料、瓷器和新家具中含有一定量的对人体有害物质，如氯乙烯、聚乙烯、甲醛、酚、铅、石棉等。

在新居内，上述有害物质同时存在，且这些物质间相互作用可使毒性增大；此外，由于新建房屋中湿度较大，易使毒性物质和有害的粉尘微小颗粒滞留室内，污染居室内空气；加上新房通常门窗紧闭，被污染的空气难以排放，于是空气中的无形凶手——挥发物质的浓度会升高。那么，又怎样防止乔迁病的产生呢？

应等待新宅稍微干燥再搬进去，这样可使毒性、挥发性物质含量降到最低。

在搬进前几天应将门窗打开通风换气，让有害物质挥发；平时也应经常开窗，保持室内空气流通。

尽量减少对新居的装饰装修，防止二次污染或加重污染。

在室内种植有消毒功能的花卉，如吊兰、仙人掌、龟背竹、常春藤等。

乔迁新居不要操之过急，应先将有新家具的房间门窗打开几天，让油漆加速挥发。

总之在乔迁之时，一定要防“乔迁病”，不能让喜悦冲昏了头脑。

孕前要防止电脑的危害

如今，电脑这一现代化工具已逐渐普及。它不仅广泛应用于办公室、学校和医院，而且走进普通的家庭，大大加快了信息传递和处理的速度，给人们的工作、学习和生活带来很大方便。然而，正如一切新技术一样，它的运用也带来了相应的问题，如不加以防范，这一工具也能危害人们的健康。

防止电脑危害应注意以下几点：

必须对工作环境的电磁场强度或功率进行定期或不定期检测。然后，根据微波辐射卫生标准和工作方式采取必要的防护措施。目前已制成多种金属网保护服，轻便实用，不妨碍操作，防护作用较好。对接触微波工作要制订防护的安全标准和规定工作时间。目前国际上尚无统一安全标准，我国为 50 微瓦/立方厘米，每天辐射时间不超过 6 小时。日本厚生劳动省规定，电脑操作人员每隔 1 小时应休息 10～15 分钟，对工作场所的照明、工作椅和电脑的距离等都有严格的规定。为防止电脑对人类健康的危害，美国也规定电脑操作人员必须穿戴能防止电磁波的防护服。日本一家公司已生产出具有防护微波功能的“防护围裙”。

实践证明，从事电脑工作的人，由于体质不同，机体反应也不同。经常参加体育锻炼，抵抗微波辐射损害的能力会明显提高。电脑操作人员由于长时间坐姿，每隔 1～2 小时应到室外散散步，做做操，活动活动上下肢，平时也要注意加强锻炼，以增强体质，防止因运动不足而诱发各种疾病。

电脑操作人员合理的营养和膳食也不可忽视。动物实验表明，在饥饿、失水、营养不足、缺乏维生素 B_1 的状态下，对微波抵抗力减弱。因此，在饮食上宜多补充蛋白质、维生素和磷脂类食品，以增加抗辐射能力。

由于电脑操作室空气中正离子较多，而负离子不足，为增加空气中负离子浓度，可在其操作室内安装空气负离子发生器。

最后，电脑操作人员应坚持定期体检，至少应每年体检一次。重点观察眼球晶状体是否变化，心血管、神经系统等机能是否改变。凡有严重神经衰弱、眼球和心血管系统疾病者，不应从事电脑操作工作，孕前、怀孕期间和哺乳期妇女也应暂停此类工作。

孕前不宜在车内开空调

据报道，在福建省发生一起罕见的空调车乘员一氧化碳中毒死亡事故。

人们发现宁化县某公司的面包车内，一名司机和一名女乘客僵死在座位上。经有关部门现场调查、尸体解剖、模拟实验鉴定，系车内久开空调机，使原已磨损翘起的排气管从车的后盖缝中向车内排入大量一氧化碳引起中毒所致。

公安部和卫生部门针对这一事故，提醒司机和乘客，尤其是孕妇，谨防空调车内一氧化碳过量中毒。有关专家指出，当乘坐有空调设备的汽车人们多习惯关紧门窗。但是，千万不要在静止的车内开空调，以防汽车发动机排出的一氧化碳回流车内而发生意外。

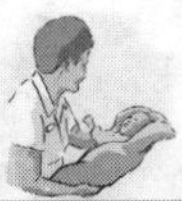

夫妻孕前要注意自身的卫生

人体在新陈代谢过程中，会产生大量的化学物质，共计500余种，其中从呼吸道排出的有149种，如二氧化碳、氨等。3个人在门窗紧闭的10平方米的房间看书3小时后，检测发现，二氧化碳增加了3倍，氨增加了两倍。故紧闭门窗的时间越长，室内二氧化碳浓度越高。高浓度的二氧化碳使人头昏脑涨，疲乏无力，恶心、胸闷，不能专心读书学习。

皮肤是人体最大的器官，经它排泄的废物多达171种。英国科学家曾对室内尘埃进行测定，发现90%的成分竟是人体皮肤脱落的细胞。另外，经汗液蒸发的尿酸、尿素、盐分、皮脂腺的分泌物等等，皆从皮肤散发到空气中。

即使是健康人，每天通过吐痰、咳嗽、打喷嚏等，会排出 400 亿个细胞、病菌等微生物，弥散在空气中造成污染。若是病人，则排出的病原微生物和有毒物质会更多。

为防治这些污染，首先要注意个人卫生，勤洗澡理发，换洗衣服，晒被褥。室内经常扫地拖地板，对家具要用湿抹布擦洗，防止灰尘飞扬。床下亦需经常清扫，不要堆积杂物。

另一措施是经常开门开窗，通风换气。在夏季，宜昼夜 24 小时开窗；冬季天气严寒，每天亦应开窗2～4次。在安排居室时，应把向阳的房间作为卧室。

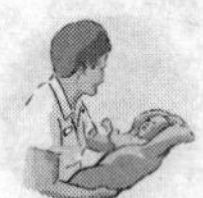

营养在整个怀孕期间都有重要作用

为了生一个健康聪明的孩子，青年夫妇应该从想要孩子时就增加营养，为提高精子、卵子质量和为孕后贮备营养打好基础。

营养状况一般的妇女，从孕前 3 个月就应该开始注意补充富含优质蛋白质、脂肪、矿物质、维生素和微量元素的食品，尤其注重钙、铁、碘、维生素 A、维生素 C 的摄入。

孕前要有科学的营养补充

营养与妇女能否健康受孕的关系十分密切。

一般来说，妇女营养不良对怀孕率影响不大，但严重营养不良却可导致闭经而不能怀孕。青春期少女营养不良可能推迟月经初潮，严重时可导致月经稀少或闭经，影响以后的生育能力。

现在妇女的营养不良，不是平常说的吃不饱、吃不好的饥饿性营养不良，而是因为饮食搭配不当或挑食、偏食等不良饮食习惯引起的某种营养素的缺乏而导致的综合性营养不良。

妇女孕前饮食主要是为怀孕早期前 3 个月贮备营养素。怀孕前 3 个月，若没有注意饮食调理，营养贮备不足就会直接影响胎儿的早期发育。国内外大量调查资料表明，新生儿的健康状况与母亲的孕前营养状况明显相关。那些孕前营养状况好的孕妇所生的新生儿，不仅体重符合标准，健康状况较好，而且抵抗力强，患病率较低。孕前营养状况差的孕妇所生的新生儿，远远比不上前者。这就是说妇女身体状况、卵子状况直接影响胎儿的生长发育。

孕前营养不良，体内各种营养素贮备不足，就会影响胚胎的发育，如果怀孕中再不及时补充营养，则胎儿不能从母体摄入足够的营养素，胎儿的发育就会受到很大限制，分娩出小样儿（即足月出生体重小于 2500 克）的几率增多。

我国目前不注意孕前妇女的营养补充，有的甚至对孕期营养也不太注意，只是产后考虑哺乳才增加营养，这是一大误区。

为了生一个健康聪明的孩子，青年夫妇应该从想要孩子时候就增加营养，为提高精子、卵子质量和为孕后贮备营养素打好基础。营养状况一般的妇女，从孕前 3 个月开始就应该注意补充富含优质蛋白质、脂肪、矿物质、维生素和微量元素的食品，尤其注意钙、铁、碘、维生素 A、维生素 C 的摄取。

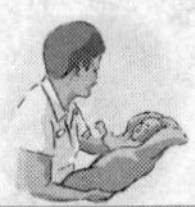

怀孕前营养补充的重要原因

胎儿发育最重要的时期是前 3 个月。在这个期间，胎儿的各个重要器官——心、肝、肠和肾等都已分化完毕，并初具形态，大脑也在急剧发育。因此，在这一关键时期，胎儿必须从母体获得足够而齐全的营养，特别是优质蛋白质、脂肪、矿物质、维生素。这些物质一旦不足，就会妨碍胎儿的正常发育。这些营养成分并不可能随用随摄取，有一部分要依赖母体的贮存。

值得注意的是在怀孕后 1～3 个月，正是孕妇容易发生妊娠反应时期。在妊娠早期，约有半数孕妇出现恶心、呕吐、不想进食等早孕反应，从而大大影响营养的摄取。

因此，妊娠早期胎儿的营养来源，很大部分只能依靠孕妇体内的贮备，即孕前营养。

有许多营养素可以提前摄取并在体内贮存相当长的时间。比如，脂肪在体内贮存的时间可达20～40天，维生素C能贮存60～120天，维生素A能贮存90～365天，铁能贮存125天，碘能贮存1000天，钙能贮存2500天。这就给妇女在孕前摄取营养为孕前期做准备创造了有利条件。

无论从孕妇早期需要还是从某些营养素的贮存时间看，在怀孕前都应注意补充营养，这对优生大有裨益。

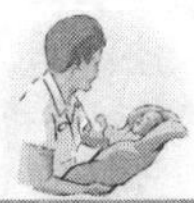

怀孕前应该多吃哪些食物

适宜怀孕前吃的食物有如下几种，分别介绍如下，以供选择：

（1）水果。水果中富含维生素，经常食用水果的人，体内是不会缺乏维生素的。多吃水果对大脑发育有很大的好处。胎儿在生长发育过程中，细胞不断生长和分裂，需要大量的热量和蛋白质。但细胞生长需要大量天然有机化合物，而这种具有催化作用的特殊物质就是维生素。

（2）小米、玉米。每100克小米和玉米中蛋白质、脂肪、钙、胡萝卜素、维生素B_1及维生素B_2的含量，均大大超过大米、面粉。营养学家指出，小米和玉米是健脑、补脑的有益主食。

(3) 海产品。海产品可为人体提供易吸收利用的钙、碘、磷、铁等无机盐和微量元素，对大脑的生长、发育，维护脑部健康，防治神经衰弱等，均有着极高的效用。

(4) 芝麻。《本草纲目》中说芝麻具有“补气、强筋、健脑”的效果。黑芝麻含有丰富的钙、磷、铁，同时含有19.7%的优质蛋白和近10种氨基酸。

(5) 核桃。核桃营养丰富，其中脂肪约占63%～65%，蛋白质占15%～20%。据测定，0.5千克核桃仁相当于5千克鸡蛋或9.5千克牛奶的营养价值，特别是对神经细胞有益。磷、铁和维生素A、维生素B_1、维生素B_2等营养成分，其含量也比较高。

(6) 黑木耳。每100克黑木耳含糖量高达65.5%，含钙量高于紫菜，含铁量高于海带。

所含胶质可以把残留在消化系统的灰尘和杂质吸附排出体外，起到清胃涤肠的作用，还具有帮助消化纤维类物质的特殊功能。

木耳还具有滋补、益气、养血、健胃、止血、润燥、清肺、强智等疗效，用于滋补大脑和强身，还可以和其他菜肴配合烹调。黑木耳炖红枣，具有止血、养血之功效，是孕产妇的补养品。木耳炒黄花菜，可收到补上加补之效。

(7) 花生。花生具有极易被人体吸收利用的特殊蛋白。花生产生的热量高于肉类，牛奶、鸡蛋无法与之媲美。花生中还富含各种维生素、糖、卵磷脂，以及必需氨基酸、胆碱等。孕妇可经常食用花生仁，其红衣可治疗贫血。

妇女孕前要及时补充含蛋白质的营养物质

蛋白质是构成人体以及大脑的基本营养素。女性怀孕初期正是胎儿内脏形成和分化的时期，也是脑开始发育的时期。如果孕前摄取蛋白质不足，就不容易怀孕，或者怀孕后由于蛋白质供应不足，胚胎发育迟缓，对健全内脏和脑不利，而且容易流产，或胎儿发育不良，出现先天性疾病及畸形。此外，孕妇缺乏蛋白质，产后母体也不容易恢复。有的妇女就是因为产前蛋白质摄取不足，分娩后身体衰弱，产生多种并发症。

含有丰富蛋白质的食物有牛肉、瘦猪肉、鸡肉、肝类、鱼、蛋、牛奶、乳酪等；含植物性蛋白质丰富的有黄豆及其制品、大米、小麦、小米、红薯、花生等。

成年人每千克体重每天应摄取蛋白质1～1.5克，准备生产的女性应为1.5～2克，这样才能为怀孕做好准备。

补钙与女性怀孕后的母婴健康

钙是构成骨骼与牙齿的主要成分，它在胎儿发育过程中不可缺少，因此妇女在怀孕前必须补钙，以供胎儿生长发育所需。

钙可以加强血液的凝固性，可以安神，防止疲劳，对哺乳婴儿也有利。如果孕妇钙摄取不足，就会造成腰酸腿痛，还可出现软骨症。

不同年龄、不同生理状况的人，对钙的需要量并不相同，因此膳食供给量也不相同。例如：青少年处于快速生长高峰期，他们对钙的生理需要量超过成人；孕妇除满足自身需要，还要供给胎儿，她们对钙的需要量高于普通成年女子；哺乳母亲同时要满足婴儿钙的生理需要。对于这些特殊人群，钙的膳食供给量应当增加。

成人每天钙的需要量是300～500毫克，而膳食中，钙片以及各种钙药品和钙保健品中钙的吸收率为30%～40%左右。每日钙的膳食供给量则至少为750～1250毫克。美国制定的成人每日膳食钙供给量为1000毫克，我国规定为800毫克。

孕妇本身加上胎儿所需钙，往往导致孕妇身体内的钙元素严重缺乏。女性怀孕后所需钙要比平常多两倍。这些钙只靠临时摄入是不能满足的，所以必须在产前贮存大量钙质，以补充孕后所需大量的钙。钙在人体内贮存多少，由孕前补钙而定。

含钙丰富的食物有鱼类、牛奶、乳酪、海带、虾皮、银耳、大豆及其制品、核桃仁、西瓜籽、南瓜籽等，这些都是女性怀孕前应当多吃的营养食品。

女性怀孕前要补铁

铁是构成血色素的主要成分。妊娠中后期，容易发生贫血。这是因为胎儿成长每天都要吸收约 5 毫克的铁，因而使母体血液中的铁减少。贫血不但不利于胎儿的生长发育，而且在分娩时会出现低热或迟缓出血等合并症，出血量会增加，产后母体恢复较慢，甚至有致命的危险。

当发现缺铁时再补铁，为时已晚，现用现补也不会保证不缺铁。为了防止妊娠中期发生缺铁性贫血并保证分娩时贮存足够的铁，除了在妊娠期注意补充铁外，在孕前就应有意识地多摄取含铁食品，因为铁可以在体内贮存 4 个月，在孕前 3 个月补充铁比较合适。

富含铁的食物有猪肝、猪肾、猪血、牛肉、猪肉、蛋黄、芝麻酱、黑木耳、黄豆、芹菜、白菜、海带、香菇、田螺、牛肝、羊肝、鸡肝等。

妇女孕前补锌的重要作用

多吃点金属元素有利于妇女受孕，其中锌对人体相当重要。人体内锌含量约 1.5～2.5 克，这个水平要靠每天吸收约 5 毫克锌来维持。体内的锌主要分布在头发、皮肤、骨骼、肝、肾、肌肉、胰、脾、胃肠道、红细胞、男性的睾丸中。血液中75%～85%锌分布在红细胞内，主要以碳酸酐酶及其他含锌金属酶的形式存在。

1. 锌在体内的作用

锌是促进生长发育的重要元素之一，是物质代谢酶的组成成分和活化剂。锌在核酸、蛋白质的合成中起到重要作用，锌参与糖类和维生素A的代谢。锌还具有维持胰腺、性腺、脑下垂体、消化系统和皮肤正常功能的作用。锌也是组成胰岛素的成分之一，与胰岛素的活性有关。如果妊娠早期缺锌，会干扰胎儿中枢神经系统的发育，严重的可造成中枢神经系统畸形；妊娠晚期缺锌，可使神经系统发育异常。

青少年缺锌可能出现性发育缓慢，性成熟延迟，性器官幼稚，性功能下降，男性精子减少，女性第二性征发育不全，月经不正常或停止。

锌是人体内一系列生物化学反应所必需的多种酶的重要组成部分，对人体的新陈代谢活动有重大影响。缺锌会导致味觉及食欲减退，减少营养物质的摄取，影响生长发育。孕妇缺锌，就会影响胎儿，使其生长发育迟缓，身体矮小，甚至出现胎儿畸形。

因此，锌对女性怀孕和胎儿生长发育都有重要作用，在准备怀孕时要补锌。成人每天的锌需要量大约为2.2毫克，孕妇还应在此基础上增加一些。相关部门建议：孕妇每天锌需要量至少为20毫克。

我国居民膳食锌的参考摄入量：妊娠早期妇女每日为11.5毫克，孕中晚期妇女每日为16.5毫克，可耐受最高摄入量为每日35毫克。锌的来源广泛，但动植物性食物的锌含量与吸收率有很大差异。

2. 富含锌的食物

牡蛎含锌量最高，每千克牡蛎中的含锌量在1克以上，牛肉、猪肉、羊肉及肝脏、蛋类每千克在20～50毫克，鱼类和其他海产品每千克在15毫克左右，牛乳及乳制品每千克在3～15毫克；豆类及谷类每千克在15～20毫克，而蔬菜和水果含锌较低，一般每千克在10毫克以下。过细的食品在加工过程中可导致锌大量丢失，例如将小麦加工成精面粉会去掉80%的锌；罐装食品也会导致锌的大量损失。

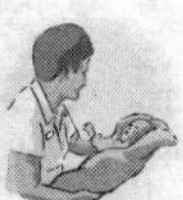

在准备怀孕前要补碘

碘是甲状腺激素的必需成分，正常的体格、认知行为和神经、运动系统的发育均依赖于甲状腺激素。外环境缺碘可导致人体脑发育落后和以甲状腺肿为主要特征的碘缺乏症。

1. 碘的生理功能

到目前为止还没有发现碘的独立作用，碘的生理功能是参与甲状腺激素的形成，因此甲状腺激素的生理作用也就是碘的生理作用。成人体内含碘量为20～25毫克，其中20%存在于甲状腺中。甲状腺素是调节人体物质代谢的重要激素，主要调节热能代谢，对蛋白质、脂肪和碳水化合物的代谢也有重要促进作用，还参与水、电解质的代谢，能够促进蛋白质的合成与骨钙化，对身体的生长发育影响很大，参与发育期儿童的身高、体重、骨骼、肌肉的增长和性发育。在脑发育的临界时期（从妊娠开始至出生后两岁），神经系统的发育必需依赖甲状腺激素。

2. 碘缺乏病和碘过量

碘缺乏会得“粗脖子病”，即颈前方的甲状腺肿大。孕妇对碘的需要增加，如不及时增加含碘丰富的食物，就可能发生甲状腺肿大。在甲状腺肿大流行地区（特别在山区），由于孕妇缺碘，使胎儿的甲腺激素不足，严重影响胎儿中枢神经系统发育，结果可能会使儿童智力低下、听力障碍、体格矮小（又称为克汀病）。长期摄入含碘量高的水和食物，或在治疗甲状腺肿等疾病中使用过量的碘，会发生碘过量，造成高碘甲状腺肿，对人体有害。

3. 碘适宜摄入量和食物来源

我国居民膳食碘的参考摄入量孕妇为每日 200 微克，可耐受最高摄入量为每日 1000 微克。海产品中含有丰富的碘，如海带、紫菜、发菜、鱼肝、虾等。海盐中的盐也含有一定量的碘。孕期要常吃海产品，在不能经常吃到海产食物的内陆山区，应购买和正确使用加碘食盐，也可纠正碘缺乏。动物性食物的碘含量大于植物性食物。

通常食盐中含碘量甚微，越是精制盐含碘越少，近年来我国普及加碘盐，可长期稳定供给人体生理需要的碘量，不再需要额外补充碘。

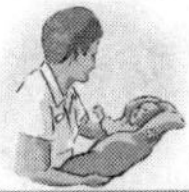

在准备怀孕前要补硒

硒在人体内总量为14～20毫克，广泛分布于所有的组织和器官中，肝、胰、肾、心、脾中含量较高，脂肪组织最低。

1. 硒的生理功能

硒是人体血液中红细胞谷胱甘肽过氧化酶的组成成分；硒作为多种抗氧化酶的必需成分，有消除脂质氢过氧化物，阻断活性和自由基的致病作用；硒存在于所有免疫细胞，补充硒可明显提高肌体免疫力而达到防病的效果；由于硒化物与重金属有很强的亲和力，故能抵抗重金属的毒性。硒还有促进生长、保护视觉器官以及抗肿瘤的作用。

2. 硒缺乏病和硒过量

日前还没有关于人或动物单纯硒缺乏病报道，但是有许多与硒缺乏相关的克山病和大骨节病的报告，并且多项研究证明补硒能有效预防克山病。在肠外营养液中未补充硒的病人中，发现血硒和谷胱甘肽过氧化酶活力均降低，出现类似克山病的心肌病变，有的出现骨骼肌疼痛和萎缩。

3. 硒的适宜摄入量和食物来源

我国居民膳食硒的参考摄入量，孕妇为每日50微克。食物（鲜品）中硒含量的变化范围很大：内脏和海产品 0.4～1.5 微克/克；肉类 0.1～0.4 微克/克；谷物＜0.1～0.8 微克/克；奶制品＜0.1～0.3 微克/克；水果和蔬菜＜0.1 微克/克。影响植物性食物中硒含量的主要因素是栽培土壤中的硒含量和可被吸收利用硒的量。摄入过多的硒会发生急性或慢性硒中毒。湖北恩施地区和陕西紫阳县是高硒地区，20 世纪 30 年代，曾发生食用高硒玉米而急性中毒的病例，摄入硒量每日高达 38 毫克，3～4天内头发全部脱落。慢性中毒患者平均每日硒摄入量为 4.99 毫克，中毒体征主要是头发脱落和指甲变形、牙齿腐蚀和神经系统异常。

怀孕前锰元素不能少

锰是人体不可缺少的微量元素之一，近年来人们逐渐认识到锰缺乏可能是促使人类某些疾病发生或发展的因素之一。

1. 锰的生理功能

锰是金属酶的组成部分，含锰的酶包括精氨酸酶、丙酮酸羧化酶和超氧化物歧化酶。锰还是酶的激活剂，由锰激活的酶有很多，包括水解酶、激酶、脱羧酶和转移酶。

2. 锰缺乏病

锰缺乏可能是人类的潜在的问题，研究中可观察到锰与异常的神经活动有关，患惊厥性紊乱的儿童中有约1/3血锰含量低，癫痫儿童其母亲血液中锰含量也低，糖尿病、苯丙酮尿症等疾病可能也与锰代谢紊乱有关。近年来，锰缺乏也被认为是关节炎、骨质疏松、先天畸形等疾患的潜在致病因素；曾有报道称长期接受胃肠外营养的儿童因缺乏锰导致弥漫性骨骼脱矿化和生长不良，补充锰后可使这些异常得到纠正。

3. 锰的适宜摄入量和食物来源

孕妇膳食中锰的适宜摄入量与一般成年人一样，每日为3.5毫克；锰的可耐受最高摄入量为每日10毫克。含锰较多的食物有坚果、干果、谷类（糙粮）、叶菜类和鲜豆类，肉、蛋、奶和鱼等食品中锰的含量较低，茶叶和咖啡中锰的含量很高。

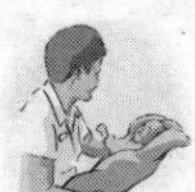

铜在孕妇怀孕期间的重要作用

铜是人体必需的微量元素，是广泛分布于自然界的过渡金属。据估计，人体含铜总量为50～120毫克，由于肌肉和骨骼的质量和容积较大，其含铜量分别约占总体铜的25%和42%；肝脏和脑次之（约9%）；血为5%（其中60%在血浆中），正常人红细胞中含铜约0.9～1.0毫克/升，血浆中约93%铜牢固地与铜蓝蛋白结合，其余与蛋白质和氨基酸结合。

1. 铜的生理功能

铜作为许多蛋白质的组成部分，在人体内具有重要的生理功能：维持正常的造血机能、促进结缔组织形成、维持中枢神经系统的健康、促进正常黑色素形成和维护毛发的正常结构，以及保护肌体细胞免受超氧化阴离子的损伤。铜对胆固醇代谢、葡萄糖代谢、心脏功能、免疫功能和激素分泌等也有影响。

2. 铜缺乏病和铜过量

胚胎的正常发育需要微量的铜。由于铜普遍存在于各种天然食物中在某些情况下，例如完全肠外营养、消化系统功能失调（腹泻、小儿吸收不良等）、早产儿（特别是人工喂养）可能易发生铜缺乏。主要表现为皮肤毛发脱落、精神运动障碍、血管张力减退、红细胞形成受抑制和骨质疏松等。

过量摄入铜，如误服大量铜盐、饮用了与铜器长时间接触的饮料和食物（尤其是饮料），常可导致急性中毒，症状有恶心、呕吐、上腹疼痛、腹泻和头痛、眩晕等，严重者可能昏迷。

3. 铜的适宜摄入量和食物来源

我国居民膳食铜的适宜摄入量，孕妇与正常成年人一样为每日 2 毫克，可耐受最高摄入量每日为 8 毫克。一般食物中均含有铜，牡蛎和贝类铜含量特别高，动物肝脏、肾组织、鱼、坚果与干豆类中铜含量也较丰富，而绿叶蔬菜中含铜量较低，牛奶含铜也少，但人奶含铜量较高。

氟与孕妇的重要关系

氟是一种适量对人体有益，但过量又可引起中毒的元素。氟是唯一能降低儿童和成人龋齿患病率和减轻龋齿病情的微量元素。每天吸收的氟约在 24 小时内沉积在钙化组织，肌体内约 99%的氟存在于钙化组织中。

1. 氟的生理功能和氟缺乏病

氟在骨骼和牙齿的形成过程中发挥重要的作用，适量的氟有利于钙和磷的利用及在骨骼中的沉积，可加速骨骼的成长，并维护骨骼的健康。老年人缺氟时，钙、磷的利用会受到影响，骨质疏松的发生率升高。

在人类中尚未发现有确切或特异的氟缺乏症，但是在低氟饮水的地区龋齿发病率增高，同时也有研究指出氟缺乏可增大老年人骨质疏松的发病率。

氟对健康的作用取决于所用的剂量。急性氟中毒的症状和体征包括恶心、呕吐、腹泻、唾液和眼泪过多，肺部不适、心功能不全及虚弱，惊厥、感觉异常、麻痹以及晕厥。对摄入过量氟而受到毒害最敏感的部位是牙齿，即氟斑牙；长期摄入高剂量的氟可引起氟骨症。

2. 氟的适宜摄入量和食物来源

我国居民膳食氟的适宜摄入量，孕妇与正常成年人一样为每日 1.5 毫克，可耐受最高摄入量为每日 3.0 毫克。氟广泛存在于自然界，水和食品中含量很低。

饮水中的氟含量对人体氟摄入量的影响很大；通常动物性食品氟含量高于植物性食品，海洋动物含氟量高于淡水及陆地动物食品，鱼和茶叶中氟含量很高。

女性怀孕前为何要补充叶酸

叶酸有抗贫血作用，同时利于提高胎儿智力。叶酸缺乏将引起红细胞中核酸合成受阻，使其发育和成熟受到影响。由于红细胞比正常细胞的体积大但个数少，称之为巨幼红细胞性贫血。

叶酸同时还可影响粒细胞、巨核细胞及其他细胞。巨幼红细胞性贫血以婴儿和妊娠期妇女较多见。可用叶酸治疗，所以叶酸又称抗贫血维生素（叶酸又叫维生素M）。

正常情况下，除膳食供给外，人体肠道细菌能合成部分叶酸，但孕妇、老人、酗酒者、服用避孕药和抗肿瘤药物者，都是叶酸缺乏的高危人群。

叶酸广泛存在于绿叶蔬菜中，肉、鱼、蛋、肝脏、小麦、胚芽、豆类、谷物、花生中也含有叶酸。

女性怀孕前为何要补充烟酸

烟酸又称为尼克酸、抗癞皮病因子，人体内还包括其衍生物烟酰胺或尼克酰胺。

1. 烟酸的生理功能和缺乏病

烟酸以烟酰胺的形式在体内构成辅酶Ⅰ及辅酶Ⅱ，是极其重要的递氢体，是电子转移系统的起始传递者；烟酸与胎儿生长密切相关；作为葡萄糖耐受因子的组分，促进胰岛素反应；大剂量服用烟酸具有降低血胆固醇、甘油三酯及β－脂蛋白和扩张血管的作用，而烟酰胺则无此作用。

人体烟酸的缺乏病称为“癞皮病”（又叫糙皮病），其典型症状是皮炎、腹泻及痴呆。烟酸缺乏病多发生在以玉米为主食的地区，因为玉米中烟酸是以结合型存在，不能被人体利用。烟酸缺乏常与维生素 B_1、维生素 B_2 缺乏同时存在。

2. 烟酸的适宜摄入量和食物来源

孕妇膳食中烟酸参考摄入量为每日 15 毫克。烟酸广泛存在于动物和植物性食物中，含量最丰富的为酵母、花生、谷类（谷类中的烟酸与维生素 B_2 一样受加工程度的影响）、豆类和瘦肉类，特别是动物肝脏；其次，奶和奶制品、禽蛋类，虽然含量不高，但是是很好的抗糙皮病食物，因为它们色氨酸含量高，并且所含烟酸是以可利用的形式存在。另外，强化的谷类制品也是烟酸的良好来源。

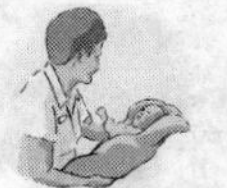

妇女怀孕前要补充维生素 A

维生素 A 也被称为视黄醇。维生素 A 家族包括所有具有视黄醇生物学活性的天然化合物，例如具有维生素 A 原作用的类胡萝卜素。

维生素 A（植物性食物的胡萝卜素为维生素 A 原）是人体不可缺少的物质，它是胎儿生长发育和孕妇所必需的。妇女缺乏维生素 A 时，将难以受孕，即使怀孕，也容易流产和使胎儿骨骼发育不好，抵抗力弱等。

维生素 A 每日推荐摄入量，孕初期为 800 微克视黄醇当量，孕中期和孕晚期为 900 微克视黄醇当量，孕期可耐受最高维生素 A 摄入量为每日 2400 微克视黄醇当量。

维生素 A 最佳的食物来源是各种动物肝脏、鱼肝油、鱼卵、全奶、奶油、禽蛋等。植物性食物中存在的胡萝卜素在体内也能转化成维生素 A。

鱼肝油、鸡蛋类、牛奶、黄油、乳酪中含有维生素 A；蔬菜中的菠菜、油菜、韭菜、芹菜叶、香菜、雪里蕻、苋菜、荠菜、胡萝卜中含有大量胡萝卜素。胡萝卜素在人体中又转化为维生素 A。

女性怀孕前须补充维生素 C

维生素 C 是保证细胞的完整性和正常代谢不可缺少的重要物质，它能防治坏血病、贫血、动脉粥样硬化、肿瘤，提高免疫力、应急力、耐受性等。

很多蔬菜、水果以及动物肝、肾中都含有维生素 C。但是准备怀孕的妇女、妊娠妇女、哺乳期妇女每日维生素 C 的摄入量要多些，成年女性每天的需要量为 70 毫克，孕妇为 100 毫克。孕妇如果缺乏维生素 C 可能导致流产、胎儿发育不良等。

富含维生素 C 的食物有油菜、白菜、菠菜、茄子、青蒜、雪里蕻、辣椒、花菜等，水果中的鲜枣、山楂、橘子、橙子、柠檬、猕猴桃等。

但维生素 C 在高温下易被破坏，所以一般瓶装橘子汁中维生素 C 的含量并不高。生的蔬菜西红柿、小红萝卜、水萝卜等比西瓜、苹果、梨的维生素 C 含量高。

柿子椒、小白菜等含维生素 C 较高，如果用热油急火快炒可以减少损失，是保存维生素 C 的好方法。

女性怀孕前如何补充维生素 B_1、B_2

维生素 B_1 在人体内的主要生理功能是构成脱羧酶的

辅酶，参与糖的代谢。人体内如果维生素 B_1 不足，会导致糖代谢产物——丙酮酸在体内积存。如果积存在神经组织和末梢血管中，就会引起脚气病。

脚气病会导致神经系统和心血管系统疾病，严重时可引起肌肉萎缩、胃肠蠕动减慢、便秘、食欲缺乏、消化不良，对女性怀孕极为不利。如果孕妇维生素 B_1 缺乏，可造成胎儿早产和死胎。也容易生出先天性体弱的婴儿，还会使分娩时间延长。因此，妇女在怀孕前必须保证机体内维生素 B_1 的充足。

维生素 B_1 食物来源有谷类、豆类、酵母、干果、鲜果和动物的心、肝、肾、猪瘦肉及蛋类、蔬菜等。

维生素 B_2 在人体内的主要生理功能是构成黄酶的辅基参加物质代谢。孕妇如果缺乏维生素 B_2，不仅会引起口角炎、角膜炎、皮肤病，还会使胎儿发育不全，成年人每日需要维生素 B_2 为 1.2～1.5 毫克。

由于我国人民的膳食以植物性食物为主，一般缺乏维生素 B_2。因此，怀孕前补充维生素 B_2 是非常必要的。

维生素 B_2 主要来源于动物性食品，尤以肝、肾、心最多，奶和蛋类中含量也不少。在植物性食物中绿叶蔬菜和豆类含量也较高。

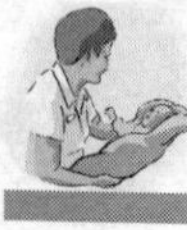

女性怀孕前为何要补充维生素 D

维生素 D 是钙磷代谢的重要调节因子之一。维生素

D以维生素D_3（胆钙化醇）和维生素D_2（麦角骨化醇）两种形式存在。维生素D_3是存在皮肤组织中的7-脱氢胆固醇经过阳光或紫外线照射转变而成的一种活性维生素D；而维生素D_2是一种完全合成的形式，由植物固醇、麦角固醇通过光照产生。

在体内，维生素D主要储存在脂肪组织与骨骼肌中，肝脏、大脑、肺、脾、骨骼和皮肤中也存在少量的维生素D。维生素D可促进肠道钙、磷的吸收和骨骼中钙的沉积，并且与甲状旁腺激素、降钙素等共同调节肌体内的钙磷代谢。

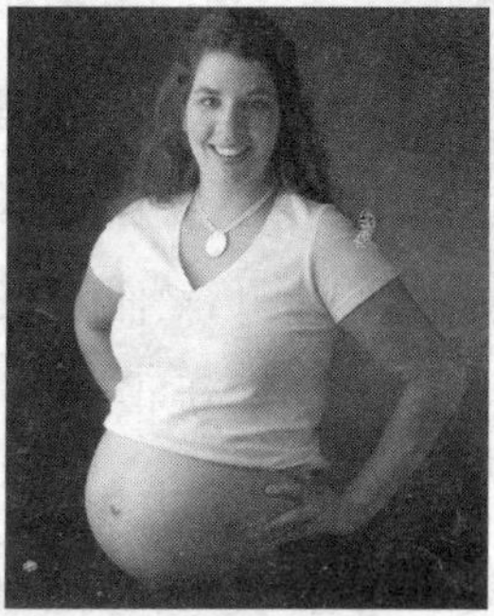

孕妇需要多补充维生素D

孕期缺乏维生素D，可出现与缺钙相同的表现，导致孕妇骨质软化、胎儿及新生儿的骨骼钙化障碍以及牙齿发育缺陷；孕妇严重缺乏维生素D，使婴儿发生先天性佝偻病、低钙血症以及牙釉质发育差，易患龋齿。

但是，过量服用维生素D，可引起婴儿高钙血症和维生素D中毒，甚至造成死亡。

维生素D推荐摄入量和来源：孕初期每日为5微克（相当于200国际单位），孕中期和孕晚期为10微克（相当于400国际单位），孕期维生素D的可耐受最高摄入量每日为20微克。照射阳光可增加维生素D，孕妇最好每1～2小时在户外活动。鱼肝油含有丰富的维生素D。通常天然食物中维生素 D 含量较低，海鱼、动物肝脏、蛋黄、奶油等相对较多，瘦肉和奶中含量较少。

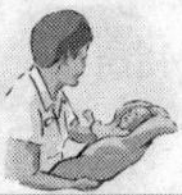

女性怀孕前要补充维生素 K

维生素 K 是含有 2-甲基-1,4-萘醌基团的化合物。植物来源的维生素 K 为叶绿醌，是人类食物中维生素 K 的主要来源；细菌来源为甲萘醌类。人类维生素 K 的储存很少，更新很快。在细胞内，维生素 K 主要存在于细胞膜上。

维生素 K 的生理功能与缺乏病：

维生素 K 参与凝血，对形成凝血酶原等与凝血有关的蛋白质是必需的，维生素 K 缺乏时将会发生凝血障碍；研究证明，维生素 K 在骨钙代谢中发挥重要作用，特别是与骨质疏松有密切的关系。已知新生儿出血性疾病对补充维生素 K 有效应；成人慢性胃肠疾患、控制饮食和长期服用抗生素等也可造成维生素 K 缺乏，发生凝血功能障碍。

孕妇的维生素 K 适宜摄入量为每日 120 微克。膳食中维生素 K 的主要来源是植物的叶绿醌。绿色蔬菜是维生素 K 的最好膳食来源，例如菠菜、萝卜缨等；某些烹调油，主要为豆油和菜籽油对每日维生素 K 总摄入量的贡献也很大。

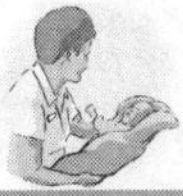

女性怀孕前要补充维生素 B_6

维生素 B_6 是一组含氮的化合物，主要以吡哆醇、吡哆醛和吡哆胺三种天然形式存在。这三种有机化合物均具有维生素 B_6 的生物活性。

维生素 B_6 以辅酶或辅助因子的形式参与氨基酸、糖原和脂肪酸的代谢；参与一碳单位代谢及烟酸的形成；维生素 B_6 还参与免疫功能的调节，并且与神经系统功能有密切的关系。严重的维生素 B_6 缺乏症已罕见，但是临床的轻度缺乏较多见，通常与其他 B 族维生素缺乏同时存在。

人体缺乏维生素 B_6 可致眼、鼻与口腔周围皮肤脂溢性皮炎，并可扩展至面部、前额、耳后、会阴以及男性阴囊等处。近年来，维生素 B_6 在降低慢性疾病危险性方面的作用已引起人们的普遍关注。

孕妇的维生素 B_6 适宜摄入量为每日 1.9 毫克，可耐受最高摄入量为每日 100 毫克。维生素 B_6 的食物来源很广泛，包括动植物性食物，但是一般含量不高。在发达国家，成年人维生素 B_6 的主要来源是强化的快餐谷类食品、混合食品（例如三明治）、白色土豆和其他富含淀粉的蔬菜、非柠檬类的水果。

通常，动物性食品含量相对高些，含量最高的食物是白色肉类，例如鸡肉和鱼肉，其次为肝脏、豆类和蛋黄等。水果和蔬菜中的维生素 B_6 含量也较多，含量最少的是柠檬类水果、奶类。

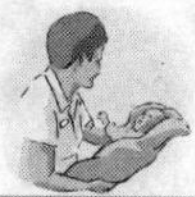

女性怀孕前要补充维生素 B_{12}

维生素 B_{12} 的又称为钴胺素，能预防和治疗由于内因子缺乏活性而导致吸收障碍所引起的致死性贫血，通常将这种贫血称之为恶性贫血。

维生素 B_{12} 在体内以两种辅酶的形式参与同型半胱氨酸甲基化转变成蛋氨酸，参与甲基丙二酸一琥珀酸的异构化过程。维生素 B_{12} 参与细胞核酸的代谢，是造血过程所必需的。

当缺乏维生素 B_{12} 时，红细胞核糖核酸的合成将产生障碍，诱发巨幼红细胞贫血；维生素 B_{12} 缺乏早期可引起神经性损害并产生认知功能障碍，这种症状通常发生在贫血之前；维生素 B_{12} 缺乏与叶酸缺乏一样可引起高同型半胱氨酸血症，高同型半胱氨酸血症不仅是产生心血管疾病的重要危险因素，并可对脑细胞产生毒性而造成神经系统的损害。

维生素 B_{12} 的适宜摄入量和食物来源：孕妇的维生素 B_{12} 适宜摄入量每日为 2.6 微克。

维生素 B_{12} 都是由细菌制造的，如果植物不被微生物感染，则植物中不存在这种维生素。膳食中的维生素 B_{12} 来源于动物性食品，主要食物来源为肉类和肉制品、动物内脏、鱼、禽、贝壳类以及蛋类，乳及乳制品中也含有少量，发酵食品中只含有少量维生素 B_{12}，植物性食品中基本不含维生素 B_{12}。

准备怀孕的妇女须补充维生素 E

维生素 E 与生殖功能密切相关。当人体缺乏维生素 E 时，可出现生殖器官损害。妇女缺乏维生素 E 就不生育，会得不孕症或习惯性流产。

富含维生素 E 的食物有植物油类、花生、芝麻、马铃薯、核桃仁、番茄、燕麦片等。

可净化体内环境有利于怀孕的食物

吸烟或长时间在灰尘环境中工作的纺织工、清洁工、矿工、教师及接触烟尘与毒品的人，在怀孕前多吃一些有利于净化人体内环境的食物。在计划怀孕前 6 个月多食用下面这些食物，有利于怀孕和优生。

1. 畜禽血

猪、鸭、鸡、鹅等动物血液中的血红蛋白被胃液分解后，可与侵入人体的烟尘发生反应，增强淋巴细胞的吞噬功能。

猪血中富含氨基酸、铁、铜、锌、钴、钙、磷、钾、硅等人体必需的营养物质，特别适宜体弱及贫血者食用。每星期应该食用1～2次畜禽血。

2. 春　韭

春韭又称起阳草，富含挥发油、硫化物、蛋白质、纤维素等营养素。其粗纤维可消除由吸烟饮酒带来的毒物。

3. 木　耳

木耳营养丰富，含有较多的胶质，有润肺和清涤胃肠功能，因而可以为棉、麻、毛纺织工人清除体内污物及异物。

4. 海　鱼

海鱼富含多种不饱和脂肪酸，能阻断人体对香烟的不良反应，增强身体免疫力。

5. 豆　芽

无论黄豆还是绿豆，在发芽时产生的多种维生素都能够消除体内的致畸形物质，还能促性激素生成。

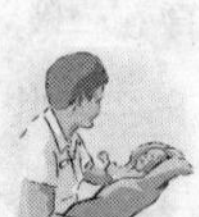

生育子女前丈夫也要补锌

科学研究表明，缺锌可能是导致男性不育的原因之一。

正常人体的血浆中锌含量为0.6～1.33微克/毫升。而精液中锌含量比血液锌含量要高百倍。锌直接参与精子内的糖酵解和氧化过程，保持精子细胞膜的完整性和通透性，维持精子的活力。男性如果缺锌，则睾酮、二氢睾酮（雄激素）减少，不利于精子生成。缺锌易使前列腺炎、附睾炎不愈，都会造成男性不育。所以，准备怀孕时，丈夫不可缺锌，如果发现精液中锌过低，可以多用以下食物和药物。

1. 进食富含锌的食物

锌来源的主要食物有猪肝、蛋黄、瘦肉、花生、核桃、苹果等。

2. 可用补锌药物

最常用的是硫酸锌糖浆或片剂，成人每天 300 毫克，1～3 个月为 1 个疗程，然后复查血与精液的锌含量和精子的数量、活力。如锌含量仍不足，可重复1 个疗程。但要注意补锌不可太过，过高的锌反而会抑制生精。

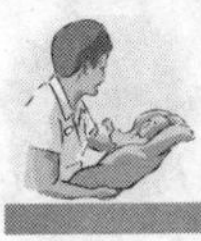

妻子准备怀孕，丈夫也要补充维生素 A

如果维生素 A 缺乏，男性精子的形成和精子活动能力都会受到影响，甚至产生畸形精子，影响生育。一般来说，正常成年男子，每日需要供给维生素 A 2200U 或 4 克维生素 A 原（胡萝卜素），青春期男性为 2500U。如果男性维生素 A 缺乏，可造成不育。

人体内缺乏维生素 A，当光线暗淡时，视力立即衰退，还会出现黏膜的上皮组织发生角质化，造成眼部角膜干燥、泪腺分泌减少，发生干眼病等。丈夫在孕检前经医生检查如果是维生素 A 缺乏，就应该积极补充，以利于怀孕。

富含维生素 A 的食物有动物肝、肾、乳汁、蛋黄等。植物食品中富含胡萝卜素（维生素 A 原，在人体内可转化成维生素 A）的有胡萝卜、辣椒、杏、柿子、苜蓿、南瓜、菠菜、韭菜、芹菜叶、雪里蕻、苋菜、荠菜等。

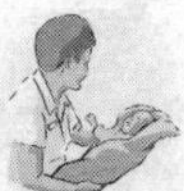

妻子怀孕前丈夫的注意事项

孕育一个聪明、活泼、可爱的小宝宝，不仅仅是妈妈的责任，和爸爸也有密不可分的关系。

美国的专家们发现，男性在接触某些农药后，可使精子的脱氧核糖核酸（DNA）发生微妙变化，其妻子的流产现象比一般人多，并有可能造成后代的精神、行为异常。科学实验证明，需要 70 天左右才能排除干净受损害的精子。因此，从事喷洒农药除草剂等工作的已婚男子，至少在 70 天内，应避免妻子怀孕。

重金属铅、镉等可以破坏男子的血睾屏障，进而影响精子的生成；氨甲嘌呤、棉酚二臭、氯丙烷、氯乙烯等工业化学品，可以影响精原细胞。因此，在妻子受孕前，丈夫应尽可能少地接触这类化学品。

冶金、化工企业要加强科学管理，防止有害有毒物质“跑、冒、滴、漏”。不少化学药品，如雌激素、利血平、氯丙嗪等均会影响精子的生长、发育能力，使畸形精子的数目大量增加。因此，想让妻子怀孕，丈夫更不能滥用药物，不要使用含雌激素的护肤脂。

为了生出漂亮健康的宝贝，爸爸还要做到不偏食。精子的生存需要蛋白质、钙、锌等矿物质和微量元素及多种维生素等。如果偏食，饮食中缺少这些营养素，精子的生成会受到影响，会产生一些“低质”精子。因此，在妻子怀孕期间，丈夫要适当多吃些富含锌、精氨酸等有利于优质精子形成的食物。如牡蛎、甲鱼、鳝鱼、河鳗、墨鱼等。

保持良好稳定的情绪对优生也很重要，若经常忧郁、烦恼或脾气暴躁，会使大脑皮质功能紊乱，造成神经系统、内分泌系统、生精功能以及性功能不稳定，影响精子的产生和质量。

还应注意选择最佳的气候、同房的环境、夫妻双方应处在最佳的精神状态等，这样才能保证生出“优质”宝宝。

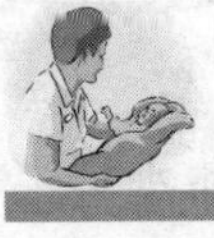

如何判断自己是否怀孕

判断自己是否怀孕，一般可根据以下几点：

1. 月经停止

月经一旦超过 7 天以上不来，可能是怀孕了。

2. 早孕反应

停经后的妇女逐渐出现胃肠道反应，如恶心、呕吐、厌食、挑食或食欲明显增加等，称为早孕反应。多在早晨出现，严重时还会出现头晕、乏力等症状。

3. 尿频

怀孕后由于子宫增大，压迫膀胱而出现小便次数增多，多在夜间出现。

4. 乳房增大

怀孕后乳房增大，有胀满感，乳头有刺痛，乳晕颜色变深，皮肤下出现一些结节。

5. 基础体温升高

若每天基础体温升高，并持续 3 周以上，可到医院进一步检查是否已经怀孕，同时可以检查胚胎发育是否正常。确认怀孕后就应注意饮食营养和保健，以保证孕妇的健康和为生个健全的宝宝做准备。孕期需要注意的营养知识如下：

首先，要注意补充蛋白质，以保证胎儿脑细胞发育的需要。蛋白质有动物蛋白与植物蛋白之分：动物蛋白有鸡蛋、鸡肉、瘦猪肉、牛肉、鱼、动物肝、肾等；植物蛋白如豆类制品等。

其次，要注意补充维生素，多吃新鲜的蔬菜和水果。

最后，要补充富含钙、铁、磷、碘、锌等矿物质的食物。因为妊娠期胎儿发育时需要大量这些物质。

要达到优生，孕期就要加强营养，孕妇的饮食要选配得当，不要偏食，要吃些易消化、刺激性少且富含营养的食物。

孕前饮食的基本原则

不少人认为在妊娠后再加强营养就行了，这是错误的观点。

妊娠早期是脑细胞形成数目能否达到正常的关键期，胚胎所需的营养是直接从子宫内膜储存的养料中取得的，而子宫内膜所含的营养状况是在孕前就已形成，它的营养也自然影响着胚胎发育的质量。

因此在准备妊娠前的几个月内应开始加强营养调配。特别是应多吃一些青菜、水果、肉类和豆制品，通过对蛋白质以及多种维生素的摄取，充分为子宫内膜输送胚胎发育所必需的各类氨基酸及其他营养物质。

孕前饮食的注意事项

受孕前 3 个月，夫妇双方都要加强营养。以提供健康优良的精子和卵子，为胎儿提供良好的物质基础。要多吃一些富含动物蛋白质、矿物质和维生素的食品。夫妇孕前可根据家庭、季节等情况，科学安排一日三餐，并注意多吃水果，经过一段时间的调养，双方体内储存了充分的营养，为优生打下坚实的物质基础。

要养成良好的饮食习惯。不同食物所含的营养成分不同，含量也不等。应当吃得杂一些，不偏食，不忌嘴，什么都吃，养成好的膳食习惯。

应避免食物的污染。食物从原料生产、加工、包装、运输、贮存、销售直至食用前的整个过程中，都可能不同程度地受到农药、金属、微生物以及放射性元素等有害物的污染。从而对人类及后代的健康产生严重危害。因此，夫妇在孕前日常生活中应当重视饮食卫生，防止污染。应尽量选用新鲜天然食品，避免食用含食品添加剂、色素、防腐剂的食品。应吃新鲜的蔬菜并要充分地清洗干净，水果应去皮后再食用，避免农药污染；尽量饮用白开水，避免饮用各种咖啡、果汁等。应尽量使用铁锅或不锈钢炊具，避免使用铝制品及彩色搪瓷制品，防止铝元素、铅元素对人体的伤害。

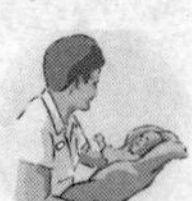

早餐对美容的影响

现代生活节奏加快，许多年青人早餐都顾不上吃。前晚至次日中午不进餐时间过长，胃液与激素的分泌将失去平衡，对美容造成不良影响。一些人为了减肥而不吃早餐，亦是错误的。因为长时间空腹再食午餐，反而会吃得更多，如果养成习惯，胃会被撑大，食量逐渐增大，如此循环更易造成身体肥胖。众所周知，容貌的健康和美丽与身体的新陈代谢有很大的关系。因此，早餐不但要吃，而且要吃好；要摄入高营养、高蛋白的食物，如鸡蛋、牛奶、豆浆或富含维生素C的果汁及面包等含碳水化合物的食品。

普通型人的饮食原则

原则上饮食没有限制，但为了使身体更健康，并能过健康的生活，应注意以下几点：

用餐时要注意良好情绪，应保持愉快的气氛。例如在桌上放上喜爱的花，或食用最想吃的食物等。

将要去忙碌或过分疲劳，就应避免食用辛辣等刺激性食物，应以汤为主，这样不但使疲劳恢复得快，也能预防疲劳。

将水果连皮制成果汁，每次服用100～200毫升，早晚各饮用一次。

早餐和午餐应尽量多吃，晚餐则少吃一点，睡前3小时不吃东西。

吃饭时，应细嚼慢咽。

肥胖型人的饮食原则

若是期望生一个健康优良的宝宝，在妊娠前请不要过胖。若你已是肥胖的体形，请按以下的饮食建议，尽快采取措施：

应避免过量的饮食，并减少营养价值高的食物；

要调整排便的功能，将多余的废物排出；

进食时要细嚼慢咽，不要因过饿而狼吞虎咽。

以下为肥胖型人适宜和禁忌的食物：

1. 有效减轻体重的食物

生食：生蔬菜、萝卜泥、土豆、豆腐、青菜、水果、蔬菜汁、生鱼片。

酸的食物：醋拌菜、酸梅、柠檬、橘子类等。

其他食物：荞麦、海藻类、白菜制的泡菜、大芥菜、南瓜、牛蒡、木耳、竹笋。

2. 应少吃的食物

油腻的食物：油炸类、炒菜、肥肉、奶油等。

3. 尽量避免吃的食物

甜食：砂糖、点心类。

烤焦的食物：锅巴、烤鱼、烤肉。

辣的食物：山芋菜、姜、辣椒、胡椒、咖喱。

其他：葱、红萝卜、火腿肉、香肠。

另外，请注意以铝箔蒸的食物，人造油如奶油、香油、沙拉油可少量食用，不论是煮菜、汤类，都应以淡味为宜。

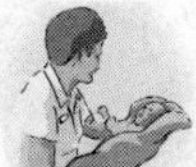

神经质型人的饮食原则

现代社会中，失业的未婚女性已不多见。职业妇女由于工作过度劳累，人际关系紧张，社会压力大，精神状态极不稳定。神经质型的人不要食用有刺激性、有兴奋作用和被破坏的食物。

饭前一定要先躺下来休息10～30分钟，然后对耳朵做指压，并让眼睛得到充分休息。另外不要太饿，也不要暴饮暴食。同时要避免冷热食混合着吃（如冷饮配热茶水，或热食配冷开水）。

以下为神经质型人适宜和禁忌的食物：

1. 有益的食物

贝类、海藻类、莲藕（烹凋时避免调味过重）。

2. 禁食的食物

辣的食物：山芋叶、芥菜、胡椒、姜、辣椒、咖喱。

有兴奋作用的食物：肝脏、咖啡。

烤的食物：煎饼、烤饼、烤鱼、烤焦的肉。

甜卤味食物：用糖、酱油煮的菜。

其他：葱、红萝卜、火腿肉、香肠。

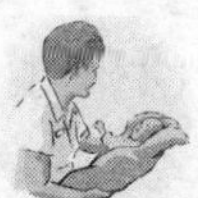

消化不良型人的饮食原则

生活无规律，极易导致肠道消化不良。这在工作紧张，朝九晚五，饥饱无度的工作族女性中最为多见。

这种类型的人因为体内热量过高，胃肠功能弱，所以要将营养价值高的食物，制成易消化状供其摄取。应尽量避免食用酸性的食物。饭前饭后要躺下来休息10～

20分钟。最好采取少食多餐的方式，一天分4～5次进餐，同时餐前按摩脸颊，可达到收敛脸颊效果。

尽量避免拿过重的东西或长时间地站立，饭后要充分休息，每次喝水以100毫升左右为宜，不要摄取过多。

以下为消化不良型人适宜和禁忌的食物：

1. 有效的食物

煮菜、汤类、肉、鱼、贝类、蛋、蔬菜。

内脏：肝脏、牛肚、鸡肫。

油腻的食物：炸的食物、油炒的食物、奶油和其他动物性脂肪。

甜食：点心类，于饭后食用。

辣的食物：辣椒、胡椒、山芥叶、咖喱、葱类等。

烤的食物：烤鱼、烤肉。

2. 尽量避免食用的食物

酸味食物：醋拌菜、酸梅、料理（做菜用）、柠檬、番茄酱、凤梨、草莓、梅酒。

生食：生水、生蛋、生菜、鲜奶油、萝卜泥。

冷却身体的食物：荞麦、豆腐、竹笋、白菜渍的泡菜、大芥菜、南瓜、牛蒡。

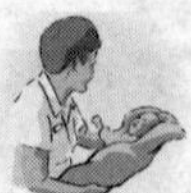

不易受孕型人的饮食原则

夫妇同居较长时间，但仍不能妊娠。在妊娠前的3个月便流产了，反复多次，对这类体质的准孕妇，妊娠前应注意调整饮食。

以下为不易受孕型人相宜和禁忌的食物：

1. 有益的食物

童子鸡、鹿鞭、益母、当归、枸杞、鸡肝、菟丝子、鹌鹑、姜、虾、韭菜、苁蓉、陈皮、鹿筋、灵芝、鹿肾、熟地、鹿茸、紫河车、白木耳、鹿角、蛤蚧、红参、茴香、黄花、茯苓、羊肉。

2. 禁食的食物

刺激性的食物，辛辣的食物，冷的食物。

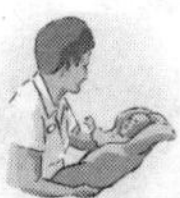

素食型人的饮食原则

如果孕妇是一个素食主义者，甚至不食用任何奶制品，那么在日常饮食中，必须确保均衡而充足的营养素，供母体及胎儿发育所需。

想要从植物性食品中获得均衡而足够的蛋白质、所有维生素及矿物质，只要将各类食物搭配着吃。以下的饮食建议对素食者孕前、孕中都极有帮助。

只要菜式力求变化，相互搭配，也可以得到全部所需的氨基酸。譬如在食用米面食品时（如米、麦、玉米），应兼吃脱水豆类、豌豆或一些硬壳果的果仁；煮食新鲜蔬菜时，也可加入少许芝麻、果仁或蘑菇来弥补欠缺的氨基酸。素食孕妇在补充钙质、铁质、维生素 D 及维生素 B 等方面尤其需要注意。

如果不能吃牛奶及鸡蛋，则更要多吃海藻类食物、花生、核桃及各类新鲜蔬果，以补充钙及各种维生素；但维生素 B_{12} 的吸收却难以解决，因为它只存在于动物性食品中，虽然身体需要量极小，但缺乏的话容易导致贫血。因此对铁质的吸收更为重要，但是每一份植物性食物中的铁质相当少，即使绿叶蔬菜及豆类也是如此，而且当中还含有妨碍胎儿吸收铁质的物质，所以食用过少，作用不大，必须大量进食海藻、麦片、菠菜、芹菜等食物。

第三章　妇女孕期营养知识

孕产妇的生理特点

妇女妊娠期的生理变化可分为早、中、后三个阶段。

妊娠早期（1～3 个月）：孕妇主要表现为消化功能的改变，如消化液分泌量减少、食欲减退。

此时期胚胎的发育也较缓慢，三个月胚龄时骨骼和牙齿开始钙化，五官及四肢现出雏形，心脏微跳。

妊娠中期（4～6 个月）：孕妇体内基础代谢增强，子宫、乳房、胎盘迅速增长。胎儿的骨骼、牙齿、五官四肢也在迅速发育。

五个月胎龄时脑开始形成，脑细胞的数量及脑体积也不断增加，大脑沟回不断增多。

妊娠后期（7～9 个月）：此阶段胎儿生长发育非常快，八个月胎龄以后骨骼牙齿的生长发育突然加速，20 颗乳牙均已形成，第一对恒牙钙化。

此阶段的胎儿需要将大量营养贮存于肝脏中，供出生后六个月的使用，如果此阶段的营养跟不上，孕妇身体将会耗竭。

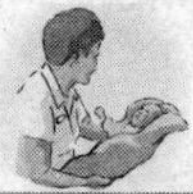

孕妇加强营养的意义

孕妇增加营养的意义在于以下几个方面：① 保证孕妇的身体健康；② 保证胎儿的正常生长发育；③ 有利于产后哺乳婴儿；④ 有利于分娩和产后身体恢复。

分娩前比孕前体重约增加 9～13.5kg。体重的增加，要以饮食为来源。孕妇所需的热量比正常的妇女约高25％，以维持代谢和胎儿生长发育，同时要为分娩和哺乳期的高度消耗做好准备。孕妇营养的好坏，直接影响胎儿的发育和健康。

缺乏蛋白质、维生素、微量元素可能会影响胎儿脑细胞的数量，对出生后胎儿的智力发育有重要影响。孕妇营养缺乏还会发生流产、早产、死胎，同时导致胎儿发育不良、畸形、低体重以及新生儿发病率及死亡率高。

孕妇营养不良，会造成无乳或母乳不足，使婴儿发育受到直接影响，出现发育不良。

孕妇营养不足会给分娩带来困难，难产或延长分娩时间，并且分娩后产妇的身体恢复会受到很大影响。

注意饮食营养，是保证孕妇健康和后代正常发育的必要条件，也是实现优生优育，提高人口素质的重要措施。

妊娠早期每日膳食规划

孕早期的膳食应是全面多样，易于消化吸收，少吃多餐。根据这一要求孕早期每日膳食结构如下：

主粮（稻米、面）200～250 克；

杂粮（玉米、小米、燕麦、豆类）25～50 克；

蛋类（鸡蛋、鸭蛋、松花蛋、鹌鹑蛋）50 克；

牛奶 250 克；

动物类食品（牛肉、猪瘦肉、鸡肉、鱼肉等）150～200 克；

蔬菜（绿色蔬菜占 2/3）200～400 克；

水果 50～100 克；

植物油 20 克。

以上食物调剂食用，则可以做到多样化，营养全面丰富。

孕早期适宜的营养方案

孕早期，即妊娠前 3 个月，这一阶段由于胚胎组织尚小，对营养无特殊需要。

一般来说，孕妇若能保证日常饮食，就能基本满足胚胎组织正常发育的需要。

但有两点应该注意：

必须满足蛋白质尤其是完全蛋白质的供给。需要比平时稍多吃一点瘦肉、鱼、蛋和大豆制品。

须防止孕吐，可在起床前吃些干食，如烤馒头片、饼干等，不要吃汤菜或稀粥；另外，少食多餐或吃清淡、少油腻的食物，也有利于防止孕吐。

孕中期宜采用的营养保健方法

孕中期是指妊娠第 4 至第 7 个月，这是胎儿生长发育最兴旺最迅速的时期，对营养的需求很大。因此，这一阶段饮食的原则是不仅数量要多，质量要求也高，蛋白质、糖、维生素、矿物质和微量元素都不可缺少。一般说来，每天应吃 1～2 只鸡蛋，50～100 克瘦肉，100～150 克大豆制品，500 克左右蔬菜；如果能常吃动物肝脏、血、骨头汤、鱼类、新鲜水果更好；海带、紫菜、海米、虾皮等海产品，芝麻、花生、核桃等，对孕妇尤为有益，常吃有助于优生。

怀孕不同时期孕妇对钙有何求

钙是人体和牙齿的主要成分。钙对胎儿、孕妇的作用很大。成人每天钙的生理需要量是 300～500 毫克，而膳食中的钙，以及各种钙药品和钙保健品中钙的吸收率为30%～40%左右，那么每日钙的膳食供给量则至少应为750～1250毫克。因此美国制定的成人每日膳食钙供给量为1000毫克，我国规定为800毫克。

不同年龄、不同生理状况，对钙的生理需要量并不相同，因此膳食供给量也不相同。青少年处于快速生长期，他们对钙的生理需要量大于成人；孕妇除满足自身钙需要，还要供给胎儿，对钙的需要量高于普通成年女子；哺乳母亲也是一样，她们同时要满足婴儿钙的生理需要，为母婴二人的钙生理需要量总和。对于这些特殊人群，钙的膳食供给量应当增加。

成年妇女体内约有1000克钙，妊娠后期胎儿体内约有30克钙，胎盘含1克钙，此外母体尚需贮存部分钙，孕妇总共增加钙50克左右。这些钙均需在膳食中补充。

孕妇如果长期缺钙或缺钙程度严重，不仅可使母体血钙降低，诱发小腿抽筋或手足搐搐，还可导致孕妇骨质疏松，进而产生骨质软化，胎儿也可能产生先天性佝偻病和缺钙抽搐。

孕妇在孕早期钙贮留极少，孕中期也不多，自怀孕7个月开始每日贮留钙200～300毫克，怀孕8个月牙齿和骨骼加速钙化，每日可贮钙达280～300毫克。我国营养学会推荐孕妇每日钙供给标准是孕中期为1000毫克，孕晚期为1500毫克。

含钙丰富的食物有奶和奶制品，其含钙量不仅大，而且吸收率也高。虾皮、鱼也是钙的良好来源。此外，菠菜、苋菜等蔬菜含钙量也较多，但因含草酸盐较高，与钙易形成不溶性草酸钙，不利于钙的吸收。许多蔬菜含有草酸，如果烹制前焯烫一下，草酸会大大减少，则对钙吸收影响不大。核桃、玉米、南瓜籽也含有较多的钙。排骨汤、鱼汤、鸡汤，连骨头一起煮，含钙量也较高，且适合孕妇、产妇食用。

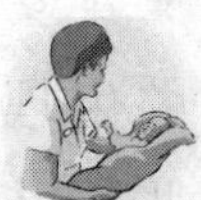

孕妇如何控制糖的摄入量

糖类物质主要来源于主食，即米和面。我国南方产稻子，北方产麦子，所以米、面成了我国人民的主食。一般来说，我国人民糖的摄入量并不缺乏。

糖的摄入量约占人体总热量的70%～80%，一些肉类食品少的地区，主食量很大，糖可占总热量的90%以上。为了保证孕期蛋白质、脂肪等其他营养物质的足够摄取，孕妇应尽可能地限制糖类的摄入比例，一般控制在占总热量的50%～65%为宜。

孕妇可以少吃些主食，多吃些蛋白质类食物，适当吃些脂肪类食物，以免过多的热量积蓄使身体发胖。

红糖对孕妇有哪些益处

红糖是甘蔗成品糖，有许多对孕妇、产妇有益的成分。100克红糖中含钙90毫克，含铁4毫克，钙的含量比白糖高两倍，铁的含量比白糖高1倍。此外，红糖还含锰、锌等微量元素以及胡萝卜素、维生素 B_2 和烟酸等，这些营养物质对孕妇很有利。

红糖性温，味甘，益气补血，行血活血，缓中止痛，健脾暖胃，化食散热。这对孕妇、胎儿都有益处。所以，孕妇吃红糖比吃白糖更有益。

孕妇适宜的营养食品

鸡蛋是公认的补品，病人、孕妇、产妇、婴幼儿、老人都把它当成理想的食物，其营养价值很高。受精的鸡蛋，在温度、湿度合适的条件下，不需要补充任何养料，就能孵出小鸡，这足以说明鸡蛋的营养是很充分的。

鸡蛋内含有丰富的蛋白质、脂肪、卵磷脂、卵黄素，维生素 B_1、B_2、B_6、D和铁、磷、钙、钾、镁、钠等矿物质。鸡蛋可食部分的16%是脂肪，并以乳化状态存在于蛋黄中。和牛奶一样，有利于身体的消化、吸收，而且一半以上为卵磷脂、胆固醇和卵黄素，对神经系统及身体发育也有很大好处。营养学家认为，鸡蛋与大豆、蔬菜、牛奶等共同食用，可以大大提高鸡蛋的营养价值，营养更加全面。

人的血液在正常情况下呈弱碱性，消化水解后产生的盐基可以中和体内多余的酸，达到酸碱平衡。经常食用芽菜使人感到精神饱满，周身有力；植酸酶活性上升，植酸含量下降，有利于铁的吸收利用。

孕妇在怀孕期间食用豆类芽菜，可以为婴儿贮存足量的铁，以弥补人奶和牛奶中铁的不足，使新生儿在数月内保持体内铁的含量，而不会发生新生儿贫血症。

芥菜芽是由十字花科芥菜籽发芽而成的芽菜，具有刺激性辣味。中医认为，芥末性辛温，具有温中散寒、利气祛痰、消肿止痛等作用，主治胃寒、腹疼、咳嗽等症。化验分析表明，芥菜芽含有芥子甙、芥子酶、芥子酚，芥末食之辛辣、爽口，有促进食欲、增进消化的功效。

香椿芽不仅营养价值高，是一种受广大消费者喜爱的芽菜食品，并且具有多种保健作用和较高的药用价值。香椿芽可抑制金黄葡萄球菌、肺炎双球菌和大肠杆菌等。把香椿芽捣烂敷在疥疮上有消炎、消肿的疗效。香椿芽还有健胃、祛风除湿、解毒杀虫之功效。

蚕豆又名胡豆、佛豆。每 100 克含蛋白质 28 克，含脂肪少量，碳水化合物 48 克，粗纤维 6.7 克，钙 71 毫克，磷 340 毫克，铁 7.0 毫克，还有少量维生素 B_1、维生素 B_2、尼克酸、磷脂、胆碱等物质。蚕豆的保健作用是补中益气、涩精实肠，可治疗水肿、咳血、水泻以及孕妇胎漏、各种内出血症。

豌豆俗称青豆。每100克中蛋白质25克，脂肪少量，糖类57克，钙84毫克，磷400毫克，铁5.7毫克，胡萝卜素0.04毫克，硫胺素1.02毫克，尼克酸2.7毫克。豌豆的保健作用为调营卫，和中生津，止渴下气，通乳消胀，可治疗糖尿病、产后乳汁不下等症。

此外还有黄瓜、竹笋、葱白、胡萝卜、萝卜、苦瓜、丝瓜、南瓜、番茄、藕、薄荷、蕹菜、白菜、铁苋菜、佛手、蚕豆、刀豆、莴苣等。

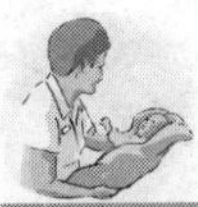

孕妇与加碘食盐

目前，食用加碘盐的重要性已经深入人心，食用加碘食盐可以确保缺碘地区居民不缺碘，但仍然不能完全满足大脑发育迅速的胎儿和两岁以下的婴幼儿碘的需要。对于孕妇、两岁以下的婴幼儿、哺乳母亲以及育龄妇女这些特殊人群，应实行强化补碘措施，服用碘油胶丸或注射碘油针。由于这些碘制剂有一定毒副作用，必须在专业机构医生指导下进行。

妊娠中期营养安排

根据孕期的生理变化，应注意设计不同时期的营养食谱。妊娠早期营养基本与成年女子的营养供给标准相同，而妊娠中、晚期时则有明显的不同。现根据妊娠中、晚期营养的需要，各设计实例两则，孕妇可根据自己的饮食习惯，搭配烹调。孕妇每日可摄入蛋白质 85.9 克、热量 6000 千焦、钙 1567.3 毫克、锌 20.5 毫克、铁 31 毫克、维生素 A 2259 国际单位、维生素 E 16.2 毫克。每周服维生素 A 胶囊 1 粒。

孕妇须防止食用过敏食物

有些孕妇对过敏食物对胎儿发育的影响缺乏了解和重视，往往因吃了过敏性食物造成流产、早产、胎儿畸形。即使按期生育，也可致婴儿患多种疾病，有的也并不知原因。

美国学者研究发现，约有 50%的食物对人体有致敏作用，不过有隐性和显性之分。有过敏性体质的孕妇食用某些致敏性食物后，这些食物可从胎盘进入胎儿血液，妨碍胎儿生长发育，或者直接损害某些器官，如肺、支气管等，从而导致胎儿畸形或患疾病。

那么，孕妇如何避免食用过敏性食物呢？这主要有以下几点：

若以往食用某些食物产生过敏，则在怀孕期间应注意禁止食用。

不要食用未吃过的食物或霉变食物。

在食用某些食物后如出现全身发痒、出荨麻疹或心慌、气喘，或腰痛、腹泻现象时，应考虑食物过敏，并立即停止食用。

不吃或慎吃过敏食物，如海产鱼、虾、蟹、贝壳类及辛辣刺激性食物。对海产食物可先少量吃，看是否有过敏反应再决定以后是否食用。

食用异性蛋白类食物，如动物肉、肝、肾、蛋类、奶类、鱼类应烧熟煮透，以减少过敏。

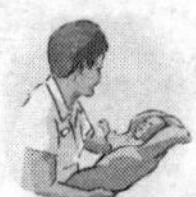

孕妇不宜过多食用刺激性食物

刺激性食物主要是指葱、姜、蒜、辣椒、芥末、咖喱粉等调料和蔬菜。这些食物用于调味或做菜，可以促进食欲，促进血液循环和补充人体所需的维生素、微量元素（如锌、硒），正常人食用这些食物有利。

葱、姜、蒜制熟后食用，其产辣性大大减弱，对人体的刺激性也大大减轻，孕妇还是可以食用的。甜辣椒因没有辛辣之味，制熟食用也可。

辣椒、生葱、生姜、生蒜以及芥末、咖喱辛辣过重，孕妇不宜食用。这是因为这些辛辣物质会随母体的血液循环进入胎儿体内，给胎儿造成不良刺激，影响机体正常生长发育。就孕妇来说，怀孕后大多呈现血热阳盛的状态，而这些辛辣食物从性质上来说，都属于辛温，而辛温食品会加重血热阳盛状态，使体内阴津不足，孕妇会口干舌燥、生口疮、心情烦躁，不利于胎儿的正常发育。

妊娠后期的营养安排

孕妇在妊娠后期每日可摄入蛋白质96克、热量2630千卡、钙1650毫克、锌13.7毫克、铁48毫克、维生素A1070国际单位、维生素E14.2毫克。

每周服维生素A胶囊1粒（2.5万国际单位），遵医嘱补服锌制剂。

防流产宜多吃绿叶蔬菜

绿叶蔬菜和动物的肝、肾中含有叶酸（维生素B族之一），对胎儿的生长发育十分重要。

临床实践证明，叶酸具有维护细胞正常生长、增强人体免疫力的功能，对风疹、流感、肝炎等病毒有抵抗作用。如果孕妇体内叶酸缺乏，不但会出现巨细胞型贫血，还可导致流产。

因此，妇女在怀孕期间应多吃小白菜、卷心菜、菠菜以及动物的肝、肾等，保证体内有充足的叶酸。

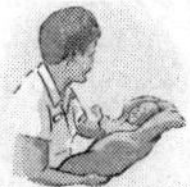

孕期多吃植物油好

怀孕期间，有些家庭认为孕妇需要补充大量的营养，认为动物油比植物油香，营养价值高，其实这种想法是错误的。

研究发现，母亲在怀孕期间吃植物油少，婴儿湿疹发生率高。婴儿湿疹，是一种常见的与变态反应有密切关系的皮肤病，一般以剧烈的瘙痒，多种形态的皮肤损害、反复发作为特点。婴儿湿疹大多发生在生后 1～3 个月，6 个月后逐渐减轻，大多数病儿到一岁半后可逐渐愈合。

科学研究表明，人体所必需的脂肪酸，如亚油酸、亚麻酸和花生四烯酸等，自身不能合成，只能靠食物供给。而这些脂肪酸主要存在于植物油中，在动物油中含量极少，人体缺乏脂肪酸，可引起皮肤粗糙、头发易断、皮屑增多等，婴儿则易患湿疹。因此，为了预防婴儿患湿疹，孕妇应多吃植物油。

产前忌过食生冷食物

妊娠期精血聚集于冲任以养胎，孕妇机体多处于阴血偏虚，阳气偏亢的状态，即民间所说的孕妇易上火，加之妊期又偏食，食用一些水果或饮料等生冷食物也在所难免。

由于每个人的体质不同，素体阳盛的人，适当吃一些生冷食物对胎儿的发育和大人的健康是有益的，同时可防止胎儿生产后胎毒病的发生；但对素体阳虚之人则不然，食用不当或过食生冷食物，可导致凉遏脾胃，寒湿内生，从而使中焦不运。

胎儿分娩后，由于寒湿凝滞经脉及产后多虚多瘀的，则产妇气血虚弱，经脉不畅，气化不利，阳气不展，乳汁失于蒸化，导致部分产妇乳汁不足或无乳，严重影响了婴儿的正常发育，并可导致婴儿出生后大便溏泻不止，受食不进、吐乳腹胀。

故孕期一定要注意饮食调节，不宜过食生冷，以保证生一个健康聪明的小宝宝。

孕妇不宜饮用含咖啡因的饮料

学者研究证明，咖啡因会抑制胎儿的正常生长。如果饮用咖啡过多，则自然流产率增高，婴儿体重往往过轻，自然死亡率也高。

早在 1980 年美国食品和药物管理局就建议，为了妇女和胎儿的健康，孕妇应减少咖啡的饮用量。专家建议，孕妇喝咖啡每天不要超过 300 毫升。

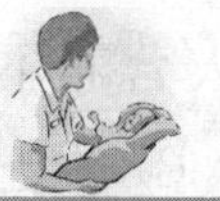

吃与孕妇健康的奥妙

少吃多餐是原则，因为孕妇是很难一下子吃得饱饱的。

对于甜、酸、苦、辣的食物，孕妇只要喜欢随时都可尝一点儿；有些孕妇喜欢下厨，但是做完饭菜后，对着五颜六色的食物，反而没了胃口；家人要多体谅孕妇，不让或少让孕妇下厨，有时孕妇消化不好，也要强迫自己吃一点点，任何食物，先吃一点，慢慢地食欲就会有起色，孕吐症状便会慢慢减轻。

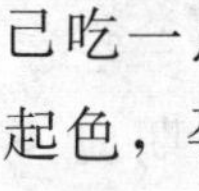

孕妇要少吃方便食品

现在市场上方便食品很多，如方便面、饼干、点心等。有些孕妇喜欢吃方便食品，一是简便省事，免去做饭炒菜的麻烦；二是认为加工的方便食品营养丰富。其实不然，方便是方便，但营养不全面。

方便食品如方便面主要成分是碳水化合物、少量味精、食盐和调味品。其调味品有牛肉汁、鸡肉汁、虾汁，但牛肉、鸡肉、虾肉的含量很少，且蔬菜也很少，有的有菜末或菜汁，但量很少。

因此，方便食品并不具备人体所需要的蛋白质、脂肪、矿物质、维生素和水等全面的营养成分。据营养专家调查，长期食用方便面的人群中，有60%的人营养不良，54%的人患缺铁性贫血，23%的人患维生素 B_2 缺乏症，16%的人缺锌，20%的人因缺乏维生素A而患眼疾。

因此孕妇不宜多吃方便食品，否则对母子都不利。有吃方便食品习惯的妇女，在孕前几个月就要改变习惯，以免胎儿营养不足。

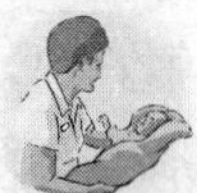

孕妇不可多吃盐

孕妇易患水肿和高血压，因此人们认为妊娠期应少食盐，特别是在妊娠晚期，应该忌盐。事实上，一点盐都不吃对孕妇无益，要适量食盐。如果孕妇有某种病，根据医生要求才可不吃盐或少吃盐。比如以下几种情况：

（1）患有某些与妊娠有关的疾病（心脏病或肾病）时，孕妇从妊娠一开始就必须忌食盐。

（2）孕妇体重增加过度，特别是有水肿、血压增高、有妊娠中毒症状者忌食盐。

所谓忌食盐，就意味着每天不得吃超过1.5～2.0克盐。正常人每天可摄入8～15克盐，其中1/3由主食提供，1/3来自烹调用盐，1/3来自其他食物。多吃一些无咸味的提味品，可使孕妇逐渐习惯忌盐饮食，如新鲜番茄汁、无盐醋渍小黄瓜、柠檬汁、醋、香菜、洋葱、香椿等。

孕妇不要贪吃冷饮

有的孕妇由于内热，喜吃冷饮，这对身体不利，应控制。

妇女在怀孕期间，胃肠对冷热的刺激非常敏感。多吃冷饮能使胃肠血管突然收缩，胃液分泌减少，消化功能降低，从而引起食欲缺乏、消化不良、腹泻，甚至引起胃部痉挛，出现剧烈腹痛。

孕妇的鼻、咽、气管等呼吸道黏膜往往充血并伴有水肿。如果大量贪食冷饮，充血的血管突然收缩，血流减少，可致局部抵抗力降低，使潜伏在咽喉、气管、鼻腔、口腔里的细菌与病毒乘虚而入，引起嗓子痛哑、咳嗽、头痛等，严重时还可引起上呼吸道感染或诱发扁桃体炎等。

除以上病症外，胎儿也会受到影响。腹中胎儿对冷的刺激很敏感，胎儿会躁动不安，胎动频繁。

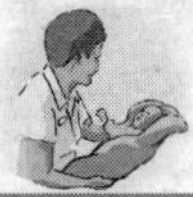

孕妇不可多吃白糖

有时候，妇女在怀孕期间，喜欢由着自己的性子，吃喜爱食品，比如白糖。白糖只能供给人体热量，过多食用白糖会影响人体对其他营养物质的吸收，结果造成体内营养物质不均衡，引发其他营养缺乏。

白糖吃得过多会中毒，或导致糖尿病、脑水肿、心脏病等疾病，对孕妇和胎儿十分不利，很可能生出痴呆儿。

为了消化过多白糖，需要消耗大量的维生素 B_1，结果导致维生素 B_1 不足。代谢糖需要大量的钙，又可导致体内钙不足。

这两种营养成分缺乏，会导致胎儿眼球壁张力减弱，产生近视，胎儿还会出现骨骼发育不良，出生后患脑水肿，呈身子小、脑袋大的不协调状态，出生后患佝偻病，出现说话晚、出牙晚、走路晚以及各种神经及脑损伤症状。

为了保证胎儿正常发育，孕妇不可过多食用白糖。适当吃些红糖还是有益的。

孕妇进食饥饱不一害处多

有的孕妇遇上自己喜欢的饭菜，就敞开吃，吃得过饱；遇上不喜欢吃的饭菜，就少吃或不吃，结果饥饱不一，这对自身和胎儿都不利。

吃得过饱就会感到不适。吃得过多则会消化不良，同时使大量的血液集中到胃，造成其他组织和胎儿供血不足。也有的孕妇经常过饱，结果体重增加过多，胎儿发育过大，导致难产。

有的孕妇遇到不喜欢的就不吃，不能及时供给营养，亏了自己也饿了胎儿。因为胎儿是随着母亲进食而“进食”的，这对胎儿正常发育不利。

所以，孕妇进食要有规律，喜欢吃的也不要吃得过多，不喜欢吃的也不要饿肚子。孕妇要尽可能做到在营养全面的情况下，多吃些喜欢的食物。

妊娠中期怎样调节饮食有利于优生

怀孕中期（4～7 个月），农村孕妇体重增加 3～4 千克，每日平均增重 10 克，除热量供应要相应增加外，各种营养素的需要也迅速增加，构成胎儿的肌肉和筋骨需要大量蛋白质，尤其是骨骼和大脑需要补充大量磷、钙，还必须保证一定量的碘、锌及各种维生素。而孕妇也需要蛋白质供给子宫、胎盘及乳房的发育。此时母体消耗大，对营养的需要量骤增，加之孕妇消化功能改善，妊娠反应也消失，如不及时补充各种营养价值高的食物，不仅母亲易患各种疾病，也会导致胎儿的骨软化、弱智、畸形等。

在此阶段孕妇还应多吃补血的食物。主食要多样化，以大米、面粉为主，兼吃小米、大麦蒸饭。副食可吃些鸡肉、鸡蛋、鹌鹑蛋、土豆、黄豆、豆制品、虾、牛肉、牛奶、鳝鱼、动物肝、黄花菜、菠菜等。以上均是高蛋白、低脂肪食物，并含有人体所需的各种矿物质和维生素。

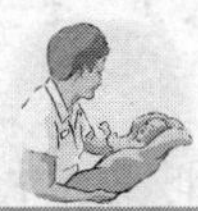

妊娠晚期多吃有利于优生的食物

妊娠晚期（8～10 个月），胎儿体重增加最快，并要在体内储存一定量的营养物质为出生后独立生活做好准备。所以在此期间食物要丰富，质量要好。

此时可多吃核桃、葵花籽、黑芝麻、花生等。这类食物不饱和脂肪酸和锌的含量比较丰富，可减少皮肤病的发病率，锌还能促进胎儿生长发育。为防止孕妇和新生儿贫血，孕妇在怀孕晚期要多吃含铁、维生素 B_{12}、叶酸丰富的食物，如肝、蛋黄、黑木耳、紫菜、海带、豆制品、青菜等。牛奶、水果、核桃还可以使新生儿皮肤细腻白嫩。

饮食还能矫正遗传缺陷。如父亲身体矮小，在怀孕期间多吃含钙及维生素 D 丰富的食物，如牛奶、肝、虾皮、鱼汤、骨头汤、豆制品等，可使胎儿发育快，有利长高。

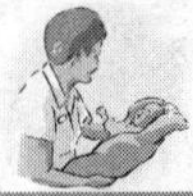

妊娠期不宜过多服用营养药

维生素和矿物质对调节机体代谢有重要作用，妊娠期这些营养物质的需要量增加，可保证胎儿生长的需要并维持母体良好的营养状况。

在营养不足的情况下，必须适当地补充一些维生素、铁钙矿物质等营养物质，但过量则适得其反，不但无益，反而有害。

如各种铁剂都有潜在的毒性，过量会引起铁剂中毒；过量维生素 A 可引起胎儿肾和中枢神经系统畸形、骨骼异常；过量维生素 D 可引起母体高血钙症，从而导致胎儿高血钙症，促进骨化；大量维生素 C 也会影响胎儿代谢；过量维生素 K 可引起新生儿高胆红素血症和核黄疸。

由于孕妇对葡萄糖的耐受量减少，故大量的葡萄糖输入会引起孕妇和胎儿的高血糖症。孕妇营养物质应尽量从食物中摄取，如依靠所谓“营养补品”类药物是相当危险的。

合理营养对孕妇很重要

孕妇的合理营养十分重要，按妊娠的不同阶段，掌握不同的食量和主要的食物。比如：

1. 妊娠初期

此期胎儿生长缓慢，通常每日只增加 1 克左右体重，对孕妇的营养要求不高。孕妇还容易有恶心、厌食、呕吐等反应，所以要尽量吃些清淡爽口的食物，不要因怕吐不敢吃，这样就影响胚胎发育。

2. 妊娠中期

妊娠 3 个月后，妊娠反应已减轻，孕妇胃口也好转，此时胎儿每日增加 10 克左右体重，所需营养及热量也随之增加。此期间孕妇宜多吃些营养丰富的食物，如蛋、奶、瘦肉、鱼等。

3. 妊娠晚期

妊娠晚期胎儿生长快，孕妇也应该增加饮食的品种，做到膳食多样化。主要目的是增加热量、蛋白质、无机盐、维生素等。

孕妇如何迅速补充必需的营养

孕妇的膳食要富含必需的营养素，它不仅要满足吃饱和色香味俱全的要求，还要符合科学。

哪些食物含有必需的营养素呢？蛋白质在下列食物中含量较多：奶、蛋、肉，如鱼、禽肉及动物内脏。此外，豆类食物如黄豆、豆腐、豆制品中所含蛋白质也多。

钙主要在乳及乳制品、豆类、海产品（如海米、虾皮、海带），以及绿叶蔬菜中。铁则在动物肝、肾、血、蛋黄、豆类及绿叶蔬菜中居多。锌在肝脏、干果、蛋、瘦肉及鱼类中较多。

如果孕妇每天能喝500克奶，吃1～2个鸡蛋，肉或豆类食物100～200克，蔬菜500克，水果250克，主食300～400克，另食一些花生、核桃、瓜子等干果，是很理想的。

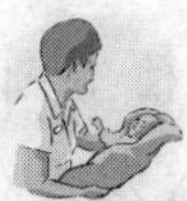

孕妇爱吃酸性食物的原因

俗话说“酸儿辣女”，意思是孕妇爱吃酸的，怀的就是儿子，专家告诉我们：孕妇无论怀的是儿是女，都爱吃酸性食物。妇女在怀孕后，分泌的绒毛膜促性腺激素有抑制胃酸分泌的作用，使孕妇胃酸分泌量显著减少、各种消化酶的活性大大降低，从而影响了孕妇正常的消化功能，出现恶心、呕吐和食欲不振等症状。这时只要吃酸性食品，就会缓解这些症状。这是因为酸能刺激胃的分泌腺，促使胃液分泌增加，提高消化酶的活性，促进胃肠蠕动，并能增进食欲，有利于食物的消化吸收。

因此，女性怀孕后应适当吃些柑橘、杨梅等酸性水果，对身体大有裨益。

医学家调查发现，怀男与怀女时绒毛膜促性腺激素的分泌并无差异。因此，民间流传的“酸儿辣女”之说，是没有科学根据的。

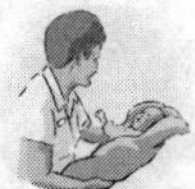

孕妇不可偏食

偏食就是食谱狭窄，不爱吃或根本不吃多种食物。如一些孕妇拒绝吃鱼、奶、肉，只吃粮食、蔬菜，也有一些孕妇恰恰相反。这些饮食习惯均不利于自身健康及胎儿发育。

前面已经说过，孕妇需要各种营养，主要包括蛋白质、脂肪、碳水化合物、矿物质、维生素和水六大类，为得到全面而均衡的营养，就要吃各种各样的食物。

如果只吃素不吃荤，孕妇及胎儿就缺乏蛋白质、维生素、脂肪、矿物质，孕妇会贫血、缺钙、消瘦，胎儿体重低、大脑重量轻等。相反，只吃荤不吃素，孕妇则会过度肥胖，血中胆固醇、脂肪含量高，不仅容易并发妊娠高血压综合征且产程长、产后出血，胎儿也容易发育过大，成为巨大胎儿，造成难产、出生后低血糖、高胆固醇血症等不良后果。

因此，不论哪种偏食均不好。为了自身的健康，为了胎儿的正常发育，一定要选择合理、均衡的膳食结构。

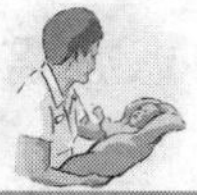

孕妇对蛋白质营养的要求

蛋白质是维持人体正常生理功能不可缺少的重要物质。

蛋白质还是构成人的心脏、肌肉及脑的基本营养素。胎儿的生长发育离不开蛋白质，否则胎儿就不能正常发育。足月胎儿体内含蛋白质 400～500 克，加上胎盘及母体组织，可以想象，孕妇需要补充大量的蛋白质。

此外，分娩时产妇失血、产后哺乳，都要有高蛋白质饮食做后盾。如果孕妇蛋白质摄入不足，会引起母体代谢失常，容易发生低蛋白血症、贫血，对感染抵抗力低，并且产后母体恢复差、乳汁不足等。

由于以上原因，孕妇从妊娠中期就要增加蛋白质摄取，妊娠后期更需要大量增加蛋白质。

世界卫生组织建议，妊娠晚期每日应增加优质蛋白质 9 克，如牛奶 300 毫升，或鸡蛋两个，或瘦肉 50 克。以植物性食品为主者，每日应增加蛋白质 15 克，如黄豆 40 克，豆腐 200 克，豆腐干 75 克，主粮 200 克。

我国孕妇从妊娠中期开始，应每日增加蛋白质 15 克，妊娠晚期增加蛋白质 25 克。这样才能较好地满足孕妇和胎儿对蛋白质的需求。

蛋白质被摄入后，经消化成为氨基酸方可被人体吸收。

因此评价食品蛋白质营养价值的高低，要考虑必需氨基酸是否齐全，是否合乎人体需要。

一般来说，动物性食品的必需氨基酸含量接近于人体需要，故又称优质蛋白。植物蛋白的营养价值较优质蛋白低，如能与优质蛋白混合食用，可以补充某些氨基酸则效果较佳。优质蛋白中以禽蛋为最佳，其次是乳类及各种鱼、虾、瘦肉等。

植物蛋白含量高的食物有大豆、绿豆、花生仁、粳米、小米、小麦粉等。

在孕妇补充蛋白质时，应注意膳食的多样化，每餐最好粮、豆、蛋、肉、菜多种食品混食，以便蛋白质成分的相互补充。

孕妇补充多少铁合适

铁是造血红蛋白的主要原料，妇女在妊娠期铁的需要量大大增加。

母体每日必须摄取一定量的铁以补充自身的消耗，还需贮存相当数量的铁，以备分娩时失血而造成铁的损失；胎儿在生长发育过程中，除造血和肌肉组织需要一定量的铁外，还需要在肝脏内贮存一部分铁，供出生后约 6 个月的消耗，因为母乳中几乎不含铁。

在妊娠期，如果不重视补铁，孕妇往往会贫血，胎儿发育也会受到影响，甚至出生后就会出现贫血。全妊娠期铁的总需要量在1000～1360毫克之间。

1000毫克以上的铁分布为：胎儿需铁400～500毫克，胎盘需铁60～100毫克，子宫需铁40～50毫克，母体血红蛋白增多需铁400～500毫克，分娩失血需铁100～200毫克。我国营养学会推荐孕妇在孕后期每日铁供给量为28毫克。

妊娠呕吐患者忌强迫进食

妊娠呕吐患者忌强迫进食，有人怕频繁呕吐，会导致胎儿营养不良，就强迫饮食，这种做法不好。

本病主要由于胃气不和所致，但要考虑妊娠的特殊性，让孕妇对任何饮食均以“随其所喜”，切勿强其所欲、逆其所好，这样反而会使胃气更加不和，呕吐加剧。

干果可作为零食偶尔食之，其中嚼食橄榄有助止呕。

妊娠呕吐患者忌食辛辣刺激性食物

妊娠呕吐患者忌食辛辣刺激性食物（生姜例外），如辣椒、胡椒、花椒、芥末、桂皮、丁香、茴香、咖啡、浓茶、可可等。

这些食物一方面影响胎儿大脑的正常发育，另一方面对孕妇的胃肠道有刺激，不利于病情的改善。

妊娠呕吐患者忌食肥腻及不易消化食物

妊娠呕吐患者忌食肥腻及不易消化的食物，如坚硬的油炸食物、肥肉、奶酪等。孕妇消化功能低下，胃酸分泌减少，这类食物难以消化，食用后则会导致不良的后果。

肉类补益力虽强，但胃恐难承受，若孕妇喜食，亦可不忌。水牛肉不肥腻，且安胎补血，取之炖服甚好。

妊娠呕吐患者忌腥膻、生冷食物

妊娠呕吐患者忌食腥膻、生冷食物，如虾、蟹、海鲜、海鱼。寒性食物容易损伤脾胃，导致呕吐证状加重。鲤鱼安胎，蚶子、贝类和中，一起用来烧汤，味道鲜美，孕妇喜爱，可以食用。

妊娠高血压孕妇饮食总热能忌过高

妊娠高血压综合征患者热能过高可导致体重过分增加乃至肥胖，如果体重指数（体重/身长）大于0.24，易发生妊娠高血压综合征。因此，有此倾向的患者，应控制饮食总热能，以保证整个孕期体重增多不超过 13 千克，使体重指数在 0.24 以下。

妊娠高血压综合征患者忌食盐过多

妊娠高血压综合征患者应适当控制食盐的摄入，食盐的化学名为 NaCl（氯化钠），由钠离子及氯离子构成，摄入过多的钠盐会造成体内水、钠潴留，血浆容量增加，从而回心血量、心室充盈量及心排出量均相应增加，导致小动脉管壁增厚，管腔狭窄，外周血管阻力加大，同时小动脉管壁对血液中的缩血管活性物质（如肾上腺素、去甲肾上腺素、血管紧张素）反应增强，增加血管收缩，从而导致血压升高。故孕妇在出现高血压症状时，应采取低盐饮食。

妊娠高血压综合征患者应忌食辛辣刺激食物

妊娠高血压综合征患者应忌食辛辣刺激食物，辛辣刺激食物如辣椒、胡椒等均有刺激血管神经兴奋之作用，导致血管收缩而使血压升高。同时还会引起便秘，增加心脏负担。

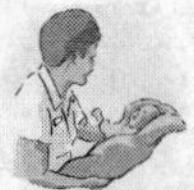

妊娠高血压综合征患者忌食易产气食物

妊娠高血压综合征患者应尽量少食容易产气之物，如白薯（俗称山芋）、炒黄豆、炒蚕豆等，会由于产气而使肠腔内压力增大，局部血管的阻力也随之增大，从而加重心脏的负担，不利孕妇和胎儿的营养与健康。

第四章 孕妇的营养保健须知

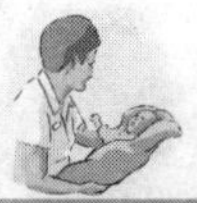

孕期饮食指导

孕妇需要热量较高，特别是怀孕中期以后，热量应比平时高10%～25%。但是不宜食用过多的脂肪。

不偏食、挑食。鱼、肉、蛋、动物内脏、豆类，不但可以供给胎儿成长所需的营养物质和母体所需的蛋白质，还可以供给一部分矿物质、维生素和脂肪。

多吃新鲜蔬菜和水果。可提供维生素C、维生素A和矿物质（钙、磷），且新鲜蔬菜中含有纤维素，可增加肠蠕动，防止便秘。

粮食最好采用粗米面或杂粮等。不但可以提供热能，还可以提供一部分矿物质、蛋白质和维生素B等。

避免吃以下食物：油腻又难以消化的食物，如油炸食物、肥肉；太咸的食物，太多的盐能使水分在体内滞留，增加心肾的负担，造成水肿；可能引起中毒的食物如甲壳动物、蚌类、河豚鱼、发芽的土豆、毒蘑菇、未熟的四季豆；发霉变质的食物如发霉的花生、粮食、腐烂的水果、蔬菜等；被污染的食物；生肉或未烧熟的肉；含酒精的饮料；有刺激性的食物，如辣椒、花椒、胡椒等；大补、养身的补品，如人参、鹿茸等高级补品；咖啡、可可、红茶等饮料，喝了会使人兴奋而难以入睡，孕妇需要多休息，所以这些饮料不宜多喝。

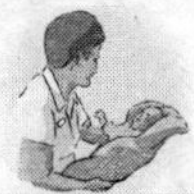

孕期营养原则

1. 为胎儿提供充足营养

孕妇不该让胎儿挨饿，必须在固定的时间内给孕妇提供定量的营养。因为有时虽然大人不觉得饿，但胎儿却处在饥饿状态。如果有经常性胃痛或持续性胃胀胃口不开，那就要采取少食多餐的方式，把一天3大餐分成6小餐。

2. 以最有效的方式补充营养

与其吃6汤匙的花生油，获得较多的热量，只得到少量蛋白质；还不如吃99克的鱿鱼，获得较少的热量，而得到较多的蛋白质。

3. 注意食物的热量和营养

胎儿每天从2000卡食物中所得到的营养，要比从有4000卡热量食物中获得的营养多。

4. 选择新鲜食品

选取蔬菜时应以新鲜为第一要务，若不当时用，则以快速冷冻蔬菜替代。烹煮的时候，要蒸或稍微炒一下，这样维生素和矿物质才不会流失。

应该吃新鲜的水果，并且不要加糖。避免吃加工的食物，因为那些食物添加了化学添加剂、糖和盐，营养价值很低。选购新鲜的鸡脯肉，不要买鸡卷。

5. 不要破坏饮食规则

有 3 种物质会对胎儿造成潜在危险，那就是烟、酒和咖啡因。

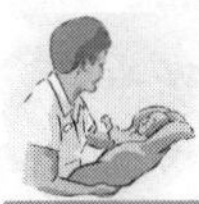

孕期可选择的食品

1. 小米、玉米

小米和玉米中蛋白质、脂肪、钙、胡萝卜素、维生素 B_1 及维生素 B_2 的含量，均是大米、面粉所不及的，小米和玉米是健脑、补脑的有益主食。

2. 水果

多吃水果对大脑的发育有很大的好处。水果生吃，避免了维生素因加热而损失。所以，经常食用水果的人，体内是不会缺乏维生素的。

3. 鹌鹑

鹌鹑的药用价值较高，可以使人聪明。枸杞、肉与鹌鹑同时炖熟服用，具有健脑、养神、益智的功效。

4. 海产品

海产品可提供易被人体吸收利用的钙、碘、磷、铁等无机盐和微量元素，对于大脑的生长、发育，防治神经衰弱症，有着极高的效用，如紫菜、海带。

5. 核桃

核桃的营养丰富，1 千克核桃仁的营养价值相当于 5 千克鸡蛋或 9.5 千克牛奶，特别是对大脑神经细胞有益，钙、磷、铁和维生素 A、维生素 B_1、维生素 B_2 等营养成分含量比较高，可以去皮生吃，也可以研碎与红糖拌着蒸包子，也可以炒熟后压碎和其他调料一起蒸花卷，还可以煮粥或做成桃酥。如果孕妇每天坚持吃几个核桃，对身体的保养和对胎儿的发育，均有很大的好处。

6. 芝麻

芝麻，特别是黑芝麻，具有“补气、强筋、健脑”的功效。芝麻的食用方法较多，可炒熟后研末，加入盐和焙过的花椒粉后可夹馍、调面条，还可拌在凉菜里或蒸成花卷，制成芝麻酱。经常食用，具有补血、养发、润肠、生津、通乳等功效。

7. 黑木耳

每 100 克黑木耳含糖量高达 65.5 克，所含胶质可以把残留在消化系统的灰尘和杂质吸附集中排出体外。同时具有滋补、益气、养血、健胃、止血、润燥、清肺疗效，用于滋补大脑和强身，是孕、产妇的滋补佳品。木耳和黄花菜共炒，可收到补上加补之效。

8. 大枣

大枣中维生素 C 的含量高达 540 毫克/百克。除了煮粥，还可制成枣馅、枣糕、枣饼、枣馍，或包在粽子里食用。

9. 荔枝

荔枝干与大米适量煮食，可健肾补脾。荔枝干与大枣各 10 个水煎服，可治孕产妇贫血、体虚。

10. 花生

花生素有“植物肉”的美称，和大豆一样，富含极易被人体吸收利用的优质蛋白。生食、炸、煮、腌、酱均可，其营养成分基本不变。

11. 桂圆

维生素 C 的含量仅次于红枣，是防治神经衰弱的良药，同时兼有食疗的效果。

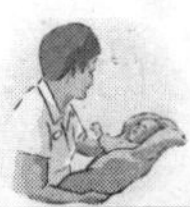

孕产饮食巧安排

一日三餐，柴米油盐，看似简单，实则复杂万分。吃什么、怎么吃，是一门深奥的学问。

因为孕产妇的体质与营养需求与一般人有很大差别，所以在吃的方面要格外注意。孕产妇应该怎样科学地进行饮食调理呢？

在孕初期可选择容易消化的食物，少食多餐，保持每日 300～400 克主食的量。

例如，易消化的烤面包片、烤馒头片、饼干、粥等。到了孕中期和晚期，妊娠反应会相应减轻，食欲也会增强，可在每日的基础摄入量上再增加 100 克主食。在生育之后，也不可为了瘦身而不吃主食。

所谓主食，主要指粮食，包括米面、杂粮、豆类、薯类等。我国南方多以米饭为主，北方多以面食为主，但都是以粮豆食品为基础。粮豆家族成员很多，有粳米、糯米、玉米、小米、小麦、荞麦、莜麦、高粱，还有黄豆、蚕豆、绿豆、扁豆、赤豆等。它们可产生大量热量，是人体能量的主要供给者。

“2007 中国孕妇膳食营养调查”数据显示，孕妇平时的谷物摄入量仅为推荐量的 50%，主食摄入量远远不够。

若想保证胎儿发育和自身能量的供应，就必须摄入充足的主食。一天仅吃 100～150 克米饭的孕妇很容易出现能量不足。此外，长期摄入主食过少还会造成酮体征，使孕初期呕吐、恶心的症状加剧。所以孕妇平时吃的米、面不要过于精白，应该尽量选择中等加工程度的。

主食应该多样，不应该单一，米、面、杂粮、干豆类掺杂食用最好，粗细搭配，对获得全面营养和提高蛋白质的营养价值有很大的好处。

五谷杂粮粥、玉米发糕、窝头等，不仅可以为孕妇提供足够的基础能量，而且还可以提供不同的矿物质和多种维生素。

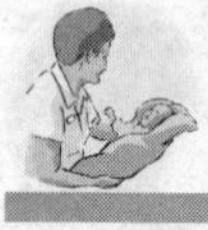

孕妇对维生素和叶酸的需求

1. 孕妇要补充复合维生素

怀孕期间，妇女对各种维生素和矿物质的需求都有所增加，胎儿在母体内的健康发育也离不开这些营养元素。

有研究显示，孕妇和哺乳期妇女对所有维生素、矿物质和微量元素的需要量大约是普通妇女的1.8倍，但对能量的需要量仅增加了15%。

如果单纯靠摄入超过平时80%的膳食，维生素、矿物质等需求量虽然可以满足，但蛋白质和脂肪同样增加了80%，会造成能量摄入过量。

当正常饮食无法满足体内所需的营养时，补充复合维生素就显得必要。微量营养素之间有相互作用，某些微量营养素可以提高另外一些微量营养素的吸收或利用。如维生素C可以增加铁的吸收率，而叶酸与维生素B_6、维生素B_{12}协同作用可以预防先兆子痫，钙的吸收需要维生素D来调节等等。

所以，在怀孕期间补充复合维生素的效果优于单一的某一维生素或矿物质。

2. 日补充叶酸800微克最有效

叶酸是有效预防新生儿神经管畸形的水溶性维生素，但并非补得越多越好。过量摄入叶酸导致某些进行性的、未知的神经损害的危险性增加。

大量的临床研究显示，孕妇对叶酸的日摄入量上限为1000微克，每天摄入800微克的叶酸对预防神经管畸形和其他出生缺陷非常有效。

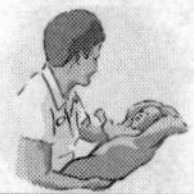

孕妇加强营养的意义

成年人的一些生活习惯如偏食、挑食、节食减肥、饮酒吸烟等不良习惯或长期口服避孕药，都会引起某些微量营养素的失衡。为了给宝宝创造一个良好的孕育环境，较好的方法是从妊娠前三个月起，就开始服用专门针对孕妇的特殊情况补充各种营养。

孕妇需要增加营养的意义在于以下几个方面：① 保证孕妇的身体健康；② 保证胎儿的正常生长发育；③ 有利于产后哺乳婴儿；④ 有利于分娩和产后身体恢复。

孕妇到分娩前比孕前体重约增加 9～13.5 千克。这些体重的增加，要以孕妇的饮食为来源。孕妇所需的热量比正常的妇女约高 25%，以维持自己的代谢和胎儿生长发育需要。而要为分娩和哺乳期的高度消耗做好准备，孕妇的营养好坏，直接影响胎儿的发育和健康。

缺乏蛋白质、维生素、微量元素可能影响胎儿脑细胞的数量，这与出生后的智力发育有密切关系。孕妇营养缺乏还会发生流产、早产、死胎，也是胎儿发育不良、畸形、低体重以及新生儿发病率及死亡率高的原因之一。

孕妇营养不良，就不能为准备婴儿出生后哺乳打下基础，结果会造成无乳或母乳不足，使婴儿发育受到直接影响，出现发育不良。

孕妇营养不足，身体虚弱会给分娩带来困难，出现难产或延长分娩时间，当然分娩后产妇的身体恢复会受到很大影响。

综上所知，孕妇注意饮食营养，是保证自身健康和后代正常发育的必要条件，也是实现优生优育，提高人口素质的重要措施。

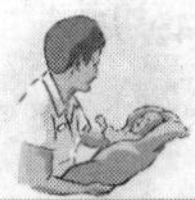

如何预防孕期营养性贫血

要充分摄入富含铁的食物，如瘦肉、鱼类、蔬菜（菠菜等）、肝脏、动物血制品和大豆制品等；维生素C能促进食物中铁的吸收，因此富含维生素C的食物也有助于预防缺铁性贫血。

维生素是调节母亲状态和胎儿生长发育不可缺少的营养素。多食用新鲜蔬菜、水果、海藻类食品有通便作用。怀孕时如发生便秘，会压迫子宫，并且由于体内激素的关系使肠蠕动减慢。增加这些食物的摄入量可预防母亲缺铁性贫血，而且也可以防止贫血对胎儿所产生的不良影响。

因此，预防的对策是多食用富含纤维的食物，多饮用牛奶和乳酸饮料。

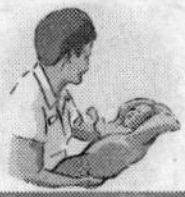

妊娠中期怎样调节饮食有利于优生

怀孕中期（4～7 月），孕妇体重增加 3～4 千克，每日平均增重 10 克，除要相应增加热量供应外，各种营养素的需要也迅速增加，特别需要大量蛋白质用来构成胎儿的肌肉和筋骨，尤其是骨骼和大脑需要补充大量磷、钙，还必须保证一定量的碘、锌及各种维生素。而孕妇也需要蛋白质供给子宫、胎盘及乳房的发育。同时母体消耗大，对营养的需要量骤增，加之孕妇在此时消化功能改善，妊娠反应也消失，如不及时补充各种营养价值高的食物，不仅母亲易患各种疾病，胎儿也会患骨软化、弱智、畸形等疾病。

孕妇还应多吃补血的食物。主食以大米、面粉为主，兼吃小米、大麦蒸饭。副食可吃些鸡肉、鸡蛋、鹌鹑蛋、土豆、黄豆、豆制品、虾、牛肉、牛奶、鳝鱼、动物肝、黄花菜、菠菜等。

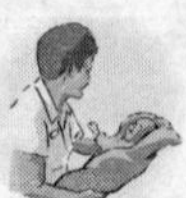

孕妇如何迅速补充必需的营养

孕妇合理进食营养十分重要，要根据妊娠的不同阶段，掌握比较合理的进食量和食物。

妊娠初期：此期胎儿生长缓慢，通常每日只增加体重1克左右，营养要求不很高。孕妇还容易有恶心、厌食、呕吐等反应，所以尽量吃些清淡爽口的食物，就不会影响胚胎发育。

妊娠中期：妊娠3个月后，妊娠反应减轻，孕妇胃口也好转，此时胎儿体重每日增加10克左右，所需营养及热量也随之增加。此期间孕妇宜多吃些营养丰富的食物，如蛋、奶、瘦肉、鱼等。

妊娠后期：妊娠晚期胎儿生长最快，孕妇也应该增加饮食的品种，为使膳食营养全面，就要做到膳食多样化。主要是增加热量、蛋白质、无机盐、维生素等。

孕妇的膳食要富含各种必需的营养素，它不仅要满足充饥和色香味俱全的要求，还要合理、科学、营养。

哪些食物中含有必需的营养素呢，该如何摄取呢？

蛋白质在下列食物中含量较多：奶、蛋、肉，鱼、禽肉及动物内脏。

此外，豆制品食物如黄豆、豆腐中蛋白质含量也多。钙主要在奶及奶制品、豆类、海产品（如海米、虾皮、海带）以及绿叶蔬菜中。铁则在动物肝、肾、血、蛋黄、豆类及绿叶蔬菜中为多。锌在肝脏、干果、蛋、瘦肉及鱼类中较多。

如果孕妇每天能喝500克牛奶，吃1～2个鸡蛋，肉或豆类食物100～200克，蔬菜500克，水果250克，主食300～400克，另加一些花生、核桃、瓜子等干果，将是很理想的。

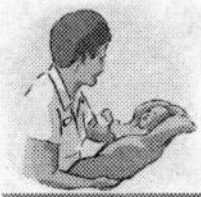

孕妇为什么需增加含铁的食物

铁是身体内制造血红蛋白的主要元素，人体内 2/3 的铁存在于血红蛋白中，另 1/3 贮存于肝、脾、骨髓及小肠上皮细胞内。

妇女在妊娠期，血容量平均增加 1500 毫升，红细胞中度增生，而血浆相对增加更多，因而出现血液稀释。

这种生理性贫血较为普遍，其中因铁的补充不足发生缺铁性贫血最为常见。为了孕妈妈自身的需要，在怀孕期间需补充足够的铁。

如果不能补充足够的铁，孕妇生理性贫血加重，将会出现贫血症状，如头疼、头晕、耳鸣、目眩、疲倦乏力、记忆力减退，严重的可引起缺血性心脏病，甚至心力衰竭；易发生早产，对出血耐受性差，易休克，产后抵抗力低，易感染。

此外，胎儿的生长发育也需要铁，胎儿从母体内摄取的铁约为每千克体重 80 毫克。孕妇贫血使胎儿氧供应减少，影响胎儿的生长发育，胎儿体重比正常儿低，宫内缺氧严重可导致胎死宫内，新生儿易发生窒息。

为避免孕期贫血给母婴带来危害，从孕早期起需注意补铁，主要为增加含铁食物的摄入，预防缺铁性贫血。

孕期营养补充关乎产妇的身体恢复

孕妇营养充足，可以使机体健康，对胎儿发育有利，同时孕妇身体好，分娩时可增加产力，对顺利分娩大有好处。如果孕妇饮食营养供给不足，身体比较虚弱，会难产或使产程延长。

分娩对女性身体有较大的影响，所以产后需要1个多月的产褥期恢复身体。如果营养得当身体健康，就会使分娩对身体影响较小，产后身体会较快地恢复到孕前水平。

相反，如果孕妇在妊娠期饮食营养不足，加之分娩和产后哺乳，在产褥期必然会引发各种并发症，如尿路感染、手足疼痛等。所以孕妇的营养补充很重要，绝对不可轻视。

孕妇营养供给是为产后哺乳做准备

妇女在怀孕期间，除了保证自身的营养需要和胎儿生长的需求，还要为产后哺乳做准备。产后几个小时就有乳汁分泌，并可哺乳。其实这时的乳汁是在孕期，可以说是从怀孕初期，就已经开始形成了。一般来说，在停经开始的2～4周之后，乳房就开始增大，乳腺管变粗，甚至在妊娠早期，乳房还会产生一种乳液分泌出来，称为“初乳”。这说明，孕妇已经开始为新生儿准备乳汁了。

妇女在怀孕期间，营养好，乳房得到充分营养补充，产后乳汁分泌就多，就可以全部用母乳喂养，对婴儿的健康生长十分有益。

有的产妇在产后多吃营养丰富的饮食，目的是为了“下奶”，虽然也有效果，但很多人都为时过晚，下奶效果不佳。正确的做法是在整个妊娠期保证饮食营养充足，其中也包括为新生儿准备充足的母乳。

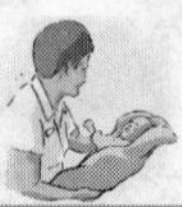

孕妇如何科学食用酸性食物

不少人都相信“酸儿辣女”，这句话没有科学道理。其实，女性怀孕后吃酸吃辣与生男生女没有任何关系。

因此，民间流传的所谓“酸儿辣女”之说，是没有科学根据的。

那么，女性怀孕后为什么想吃酸东西呢？这是由于女性怀孕后胃酸不足造成的。妇女在怀孕后，滋养细胞分泌出的绒毛膜促性腺激素有抑制胃酸分泌的作用，使孕妇胃酸分泌量显著减少、各种消化酶的活性大大降低，从而影响了孕妇正常的消化功能，出现恶心、呕吐和食欲不振等症状。约有 2/3 的妇女在怀孕的前 6 个月，特别是前 3 个月会出现胃酸不足的现象。

因此，胃的活动和消化能力很差，胃排空时间也比正常人延长1～2小时，孕妇为了补偿体内胃酸的不足，自然想吃酸味的食物了。这时只要吃些酸性食品，就会缓和这些症状。这是因为酸能刺激胃的分泌腺，促使胃液分泌增加，提高消化酶的活性，促进胃肠蠕动，并能增加食欲，有利于食物的消化吸收。

因此，女性怀孕后适当吃些柑橘、杨梅等酸性水果，对身体大有好处。这就好比出汗过多的人想喝水，都是一种补偿性的生理反应，对孕妇和胎儿的健康都是有益的。

但是，孕妇如果乱吃酸食，对自身以及胎儿健康都不利，如米醋、酸酒、腌制的酸菜以及酸性较大的刺激性食物不宜多吃。

女性怀孕后最好吃一些枣、梨、杨梅和成熟的樱桃、海棠、西红柿等，这些水果或蔬菜含有充足的水分、酸汁和粗纤维，不但可以增加孕妇的食欲，帮助消化，而且可以避免便秘对子宫和胎儿的压力。

同时，水果还含有大量铁质，可以预防孕妇发生缺铁性贫血。另外，妊娠期间新陈代谢旺盛，需要维生素C来维护各系统组织器官的机能，增强身体抵抗力，而上述水果中的维生素C可满足孕妇的需要。

孕妇缺乏维生素有哪些表现

下面介绍几种维生素缺乏的症状，可用来进行自我检查参考。

维生素 A 缺乏：会出现夜盲症。维生素 B_2 缺乏：会造成舌头裂纹，嘴角干裂。维生素 B_3 缺乏：会出现舌头僵硬及颈、手、脚的暴露部分患皮炎。维生素 C 缺乏：会出现坏血症、牙龈出血。

孕妇如何健康饮水和选择水饮料

水是生命之源，也是六大营养素之一。人不可缺水。水可从饮料或食物中补充，体内代谢也可产生“内生水”补充人体需要。

孕妇不可缺水，水能帮助肾脏保持良好的工作状态和防止便秘，只有多饮水、多小便才能避免孕期常见的泌尿系统疾病。充足的羊水能使胎儿自由活动。

一般主张，孕妇每天饮水（包括其他液体食物）1～1.5 升，最好不少于 1.2 升。孕妇要在孕期喝什么样的水饮料好呢？

开水经过煮沸消毒，清洁卫生，因此水是最好的液体饮料。

但是孕妇不要喝生水，以防腹泻或被传染其他疾病。孕妇每天应喝足够的饮料，尤其应多饮水。即使在妊娠期患有轻度水肿，也不要过于节制饮水，因为减少液体的摄入量，对消除水肿无济于事。饮水量应根据季节和气候的改变而改变，炎热的夏季就要多饮水。

有喝茶及咖啡习惯的女性，妊娠期虽可以继续饮用，但不宜过浓。咖啡及浓茶具有较强兴奋性，应该少喝。矿泉水中有许多微量元素，可以饮用。市场供应的许多饮料含糖分高，不宜多饮。如果失眠或心慌，则应停止饮用，改饮用水。

西瓜是较好的饮料，既可补充水也可补充一些矿物质，又可消暑解热，孕产妇都可吃。鲜果汁可以适量饮用，但因糖分高，容易使孕妇发胖。汽水等碳酸饮料，最好不要饮用。

总之，孕妇最好饮用纯水，其他饮料作为辅助补充。

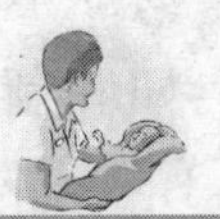

孕产妇营养要求

根据孕期的生理变化，应根据不同时期设计不同的营养食谱。妊娠早期营养基本与成年女子的营养供给量相同，而妊娠中、晚期则有明显的不同。

现根据妊娠中、晚期营养的需要，附设计实例两则，孕妇可根据自己的饮食习惯，搭配烹调。

（1）妊娠中期营养安排：每日可摄入蛋白质85.9克、

热量 2739 千卡、钙 1567.3 毫克、锌 20.5 毫克、铁 31 毫克、维生素 A 2259 国际单位、维生素 E 16.2 毫克。每周服维生素 A 胶囊 1 粒。

(2) 妊娠后期营养安排：每日可摄入蛋白质 96 克、热量 2630 千卡、钙 1650 毫克、锌 13.7 毫克、铁 48 毫克、维生素 A 1070 国际单位、维生素 E 14.2 毫克。每周服维生素 A 胶囊 1 粒，遵医嘱补服锌制剂。

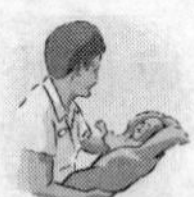

妊娠晚期宜吃有利于优生的食物

妊娠晚期（8～10 个月）胎儿体重增加最快，并要在体内储存一定量的营养物质（如铁）为新生儿出生后独立生活做准备。要求孕妇在此期间营养及质量要好。

此时可多吃核桃、葵花籽、黑芝麻、花生等。这类食物不饱和脂肪酸和锌的含量比较丰富，可减少皮肤病的发病率，锌还能促进胎儿生长发育。为防止孕妇和新生儿贫血，孕妇在怀孕晚期要多吃含铁、维生素 B_{12}、叶酸丰富的食物，如肝、蛋黄、黑木耳、紫菜、海带、豆制品、青菜等。牛奶、水果、核桃还可以使新生儿皮肤细腻白嫩。

通过饮食还可以弥补遗传缺陷，如父亲身体矮小，在怀孕期间多吃含钙及维生素 D 丰富的食物，如牛奶、肝、虾皮、鱼汤、骨头汤、豆制品等，可使胎儿发育快，有利长高。

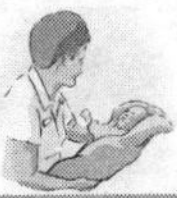

冬春季孕妇宜多吃蔬菜

冬春季是蔬菜的淡季，也不如夏秋季蔬菜新鲜，其所含营养素较差，孕妇更要注意蔬菜的摄入。少食蔬菜，会不利于母体健康和胎儿的正常发育。

因为蔬菜含有丰富的维生素，促进胎儿生长发育。具体来讲，蔬菜对孕妇有以下的作用：

1. 防止早产、流产

母体维生素A缺乏时，早产率为正常孕妇的2.5倍，而且影响胎儿的眼组织发育，出现先天性近视。蔬菜中的维生素B和维生素E能有效地预防流产和减少妊娠反应。

2. 补血

蔬菜中含有多种矿物质，是人体铁元素的很好来源。苋菜、白菜、芹菜都富含铁，有利于孕妇补血。

3. 防治便秘

孕妇易发生便秘，如果再少吃蔬菜，缺乏植物纤维，更易发生便秘。

总之，孕妇宜多吃蔬菜，尤其要注意冬春季应尽可能多吃些蔬菜。如果孕妇吃蔬菜少，饮食偏荤，易出现高脂肪、高蛋白的饮食结构，胎儿就会过大，孕妇发胖，分娩困难。

孕妇健康宜饮食多样适当搭配

一般来说，只有摄取多样化的食品，营养才会均衡。偏食的人，会造成饮食单调，营养素不全。

食物的多样化还可以使营养价值互补。如果吃两种生理价值较低的蛋白质，因所含成分不同可起到“取长补短”的作用。营养成分还有互相协调的作用。例如，若补充钙时只吃含钙食品，则补钙效果并不佳，如果吃了富含维生素 D 的食品，则有利于钙的吸收，其补钙作用可成倍的增强。

食物混吃搭配，可同时起到吸收多种营养素的作用。例如，土豆炖牛肉既可以减少牛肉的油腻，又可以获得土豆和牛肉的营养；蒸玉米面馍时加入黄豆面，可同时获得玉米、黄豆两种食物的营养，味道和质地也大为改善；蒸大米饭加上红豆或红小豆，以及大米、小米混煮的二米粥、豆稀饭、白面与玉米面发酵后蒸丝糕，可以同时获得多种营养成分。

可依据中医学说，以食物的寒冷与温热性质的不同互相搭配菜肴。如做馅或炒菜时白菜配韭菜、茴香，或者韭菜配菠菜、辣椒配苦瓜、茄子加蒜等，都是很好的搭配，可以使寒温结合，不使人受损，而且营养全面平衡，有利于人体增加营养。

总之，饮食多样化，可使孕妇获得多方面营养。

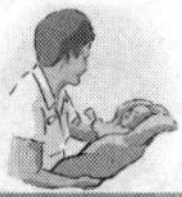

孕妇科学食用桂圆、人参等补品

桂圆又名龙眼，果肉鲜嫩汁多，味道甘甜，而且还含有很多人体必需的营养成分，是滋养身体的最佳水果，但孕妇却不宜食用。

桂圆虽具有益心脾、补气血、安神的作用，但其药性味甘、温。女性怀孕后，由于养胎而阴血损耗，故大多表现为阴血偏虚，阴血虚常会使体内滋生内热，出现大便秘结，口苦舌干、心悸燥热等情况，而桂圆果性温味甘，容易加剧以上症状。孕妇吃桂圆后，不仅会增添胎热，而且易引起胃气上逆，甘甜能生痰，痰郁则气滞，气机失调，必致呕吐，日久伤阴，出现呕吐，加重早孕反应、水肿和高血压，日久会动胎血，引起腹痛、出血，导致流产或早产。所以应该慎吃桂圆。

人参属大补元气之品，孕妇久服或用量过大，使得气盛阴耗，阴虚则火旺，即“气有余，便是火”。明代名医李时珍早就指出“人参不当，易致阴虚阳亢”，孕妇滥服人参，可加重妊娠呕吐、水肿和高血压等症状，也可促使阴道出血而导致流产。

除了人参和桂圆，鹿茸、鹿胎胶、鹿角胶和胡桃肉等也属温热、大补之品，孕妇也不宜服。

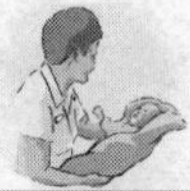

孕妇不宜多吃的食物

1. 多吃菠菜对孕妇不利

菠菜含有较多的草酸，而草酸对人体所需要的重要营养素钙、锌有破坏作用。如果锌和钙被草酸破坏，形成草酸钙、草酸锌之类的化合物，就难以被人体吸收，从而排出体外，会使孕妇和胎儿得不到适量的钙和锌。胎儿缺钙，有可能发生佝偻病，出现鸡胸、罗圈腿以及牙齿生长迟缓，发育不良。所以，孕妇不宜多吃菠菜。

含草酸多的除菠菜外还有其他蔬菜，所以在制菜前用沸水焯烫一下，可以去掉大部分草酸，其危害可大为减小。

2. 孕妇不宜吃甲鱼、螃蟹

甲鱼又称鳖，具有滋阴益肾之功效，为高档补品，并且味道鲜美；螃蟹也因其味道鲜美而深受人们的青睐。但是，在怀孕早期食用则不利，会造成出血和流产。甲鱼和螃蟹都具有较强的活血祛淤的功效，蟹爪、甲鱼壳更具有明显的堕胎作用。孕妇早期不宜吃甲鱼、螃蟹。

3. 孕妇不要多吃方便食品

有些孕妇愿意吃方便食品，一是简便省事，免去做饭炒菜的麻烦；二是认为加工的方便食品营养丰富。其实不然，虽然方便但营养不全。

一般来说，方便食品如方便面的主要成分是碳水化合物、少量味精、食盐和调味品。其调味品有牛肉汁、鸡肉汁、虾汁，而牛肉、鸡肉、虾肉的含量很少，且蔬菜也很少，有的有菜末或菜汁，但用量很少。因此，方便食品没有人体所需要的蛋白质、脂肪、矿物质、维生素和水等全面的营养成分。据营养专家调查，长期食用方便面的人群中，有60％的人营养不良，54％的人患缺铁性贫血，23％的人患维生素 B_2 缺乏症，16％的人缺锌，20％的人因缺乏维生素 A 而患眼疾。

因此，孕妇不宜多吃方便食品，否则对母子都不利。有吃方便食品习惯的妇女，要在孕前几个月就改变习惯，以免胎儿营养不足。

4. 孕妇不可多吃盐

孕妇易患水肿和高血压，因此，妊娠期应少吃盐，特别是在妊娠晚期，应该忌盐。事实上，一点盐都不吃是毫无道理的，对孕妇也并非完全有益，只有适当少吃盐才是必要的。如果孕妇患有某些疾病，遵医嘱才可不吃盐或少吃盐。比如以下几种情况：

患有某些与妊娠有关的疾病（心脏病或肾病）时，孕妇必须从妊娠一开始就忌食盐。

孕妇体重增加过度，特别是还发现水肿、血压增高、有妊娠中毒症状者忌食盐。

所谓忌食盐，就意味着每天不得吃超过 1.5～2.0 克盐。正常每天可摄入 8～15 克盐，其中 1/3 由主食提供，1/3 来自烹调用盐，1/3 来自其他食物。多吃一些无咸味的调味品，可使孕妇逐渐习惯忌盐饮食，如新鲜番茄汁、无盐醋渍小黄瓜、柠檬汁、醋、香菜、洋葱、香椿等。

患有应忌盐病的孕妇饮食宜忌

乳制品：忌食甜炼乳、商品牛奶可可、发酵干酪、咸黄油；可食普通牛奶、酸奶、鲜干酪、鲜牛奶。

调味品：忌食普通芥末、调味汁、咸黄瓜、罐头、黄酱、袋装冲汤料；可食辛辣作料、开胃品、调味品、无盐芥末、新鲜蔬菜汤。

肉、鱼、蛋：忌食咸、干、熏制成罐头的肉和鱼，腌制的鸡、鸭蛋，加工后的肉类、火腿、猪肉冻、蛋粉、甲壳类、贝壳类动物。

淀粉类：忌食面包、面饼、饼干和糕点制品以及咸花生米等；可食面粉、米饭及不含化学酵母的家制食品。

蔬菜水果：忌食水果罐头、蔬菜罐头、腌咸菜、商品果汁；可食新鲜或煮熟的蔬菜、新鲜或煮熟的水果、鲜果汁。

肉类：可食鲜肉或速冻肉、鲜蛋、鲜鱼或速冻鱼。

甜食：忌食甜罐头、商品果酱、糖果、甜食制品等；可食不加盐的自制果酱、蜜、食糖。

油脂：忌食人造奶油、熟猪油、肥肉；可食植物油、黄油。

饮料：忌食充气饮料、椰子水；可食矿泉水、自来水、鲜果汁。

孕妇不要贪吃冷饮

有的孕妇由于内热，喜吃冷饮，这对身体不利，应控制。妇女在怀孕期间，胃肠对冷热的刺激非常敏感。多吃冷饮会使胃肠血管突然收缩，胃液分泌减少，消化功能降低，从而食欲缺乏、消化不良、腹泻，甚至引起胃部痉挛，出现剧烈腹痛的现象。

孕妇的鼻、咽、气管等呼吸道黏膜往往充血并伴有水肿。如果大量贪食冷饮，充血的血管突然收缩，血流减少，可使局部抵抗力降低，使潜伏在咽喉、气管、鼻腔、口腔里的细菌与病毒乘虚而入，引起嗓子痛哑、咳嗽、头痛等，严重时还可引起上呼吸道感染或诱发扁桃体炎等。孕妇除以上病症外，胎儿也会受到影响。腹中胎儿对冷的刺激很敏感，胎儿躁动不安，胎动频繁。

孕妇要忌饮咖啡和咖啡因饮料

研究表明，一瓶340克的可乐类饮料含咖啡因50～80毫克，如果一次口服咖啡因剂量1克以上，就可使人的中枢神经系统兴奋性增高，表现为呼吸加快、心动过速、失眠、眼花、耳鸣等。即使服下的咖啡因不到1克，由于对胃黏膜的刺激，也会出现恶心、呕吐、头晕、心悸、心前区不适等症状。若长期过量饮咖啡易成为咖啡嗜好者，大多数人会患失眠症，有的还会诱发心律失常、血压升高、冠心病和维生素 B_1 缺乏症。

胎儿对咖啡因尤为敏感。咖啡因能迅速通过胎盘而作用于胎儿。专家认为，孕妇每天喝 8 杯以上咖啡或较大量的含咖啡因饮料，生下的婴儿没有正常婴儿活泼，肌肉也不够健壮。这是因为饮料中咖啡因的强烈作用的结果。孕妇大量摄入咖啡因还会影响胎儿的骨骼发育，诱发胎儿畸形，甚至死胎。

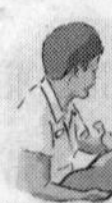

孕妇不宜只吃精米、精面

现在吃精米、精面的人越来越多，他们认为精米、精面才算高档次、营养丰富的食品。其实这是错误的。

营养学家主张，人们要吃糙米、粗面。从营养成分上分析，白米和糙米比较，脂肪含量前者只是后者的 1/3；矿物质钙前者是后者的 1/2，其他矿物质前者是后者的 1/6；维生素 B_1、维生素 B_2 前者是后者的 1/2；烟酸前者是后者的 1/5。可见两者的营养价值相差悬殊。以全面粉、标准粉、富强粉比较，全面粉、标准粉更有利于孕妇的身体和胎儿的脑发育。富强粉中的各种矿物质和维生素含量较低，不属于营养物质全面的食品，因而孕妇不宜经常食用富强粉。

精米、精面加工过细，营养损失较多。孕妇应多吃粗粮，至少粗细搭配，这样才能营养合理，少患疾病，有利于母子健康。

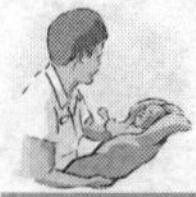

孕妇不可过多食肉

中国传统的饮食是以粮食和蔬菜为主。人体的消化吸收功能也适应这种以粮食和蔬菜为主的素食结构。现代脑营养研究可知，大脑所需要的几种重要营养素，如不饱和脂肪酸、维生素 C、维生素 B、维生素 A、维生素 E、蛋白质、钙等物质，主要存在于植物性食物中。

人是以植物性食物为主，从食用植物性食物开始到食用动物性食品，而胎儿的发育过程，也是先从初级开始再逐步完善的。故孕妇应以植物性食物为主，多吃粮食和蔬菜，多吃干鲜果和植物性蛋白质（如大豆），这符合科学规律。

孕妇吃肉食过多不利，一是不符合饮食习惯，违背了人体消化系统的功能要求；二是肉食不易消化吸收，且营养不全；三是食肉过多会导致孕妇和胎儿体重过大，造成难产。所以，孕妇要适当控制肉食，多吃植物性食品。

孕妇偏食、挑食害处多

每个人都有特别喜欢吃的一种或几种食物，同样，也有不喜欢的食物。所以容易偏食、挑食。

偏食、挑食对人们的健康不利，对孕妇更为不利。因为孕妇在妊娠反应时或整个孕期偏食、挑食，就会造成人体某些营养素的过剩或缺乏。人体需要多种营养素，多种营养又需要多种不同食物供给。如果不吃某些食物，会造成某种营养素缺乏，这就不利于自身和胎儿的健康发育。

孕妇和胎儿需要多样化的营养物质，需要各种营养素均衡搭配。食物多样化，一方面可以使各种食物营养之间互补，满足身体的需要；另一方面，各种食物搭配，还可以提高各种食物之间的营养价值，提高人体的吸收效果。

比如，有人食肉过多，减少了植物性食品的摄入。而植物性食品含不饱和脂肪酸和大量维生素，这些成分都是人体特别是大脑所需的有用成分；有的孕妇不喜欢吃肉和动物油，结果大大影响了人体所需的脂溶性维生素 A、维生素 D、维生素 E、维生素 K 的吸收，同样对人体和胎儿不利。

有的人不喜欢吃鸡蛋，可是鸡蛋里含有维生素 D，它对协助人体钙的吸收有利，长期缺乏维生素 D，也会造成孕妇和胎儿缺钙。

总之，孕妇饮食应该是多样化、全面化，偏食、挑食是不利于机体吸收全面营养的。

孕妇盲目节食危害多

女性怀孕后需要增加饮食，以供给母子营养，但也有少数孕妇怕肥胖会影响体形，或者怕胎儿太大，分娩困难，就节食并减少进食。

女性怀孕以后，子宫、乳房、胎盘都要发生变化，需要大量营养；而且胎儿出生时体重达 3000～4000 克。总之妇女在孕期体重要比孕前增加 11～13 千克，这些增重是必要的，否则胎儿不能生长发育。如果孕妇盲目节食，就会使胎儿先天营养不良，俗话说“先天不足，后天难养”。即便出生，身体也会虚弱甚至发生多种疾病，不但不能优生，还会给孩子带来疾患。

营养不良，对自身危害也很严重，会发生难产、贫血、软骨症等疾患，甚至给后半生带来痛苦和麻烦。

所以，孕妇不能盲目节食，只有在达到满足本身和胎儿营养所需的情况下，才能适当控制饮食，以防自身过胖和胎儿过大，出现难产。在正常情况下，孕妇身体胖一些，分娩后加强身体锻炼，是完全可以保持原来体形的。

早饭、晚饭进食不平衡对胎儿有害

有的孕妇有不吃早饭的习惯，而晚餐却很丰盛，结果早、晚用餐量不平衡，这对孕妇和胎儿都不利，其危害近似饥饱不一。

通常人们上午的劳动量较大，供给充足的营养才能保证身体、精神上的需要，所以孕妇应按正常习惯吃早餐。

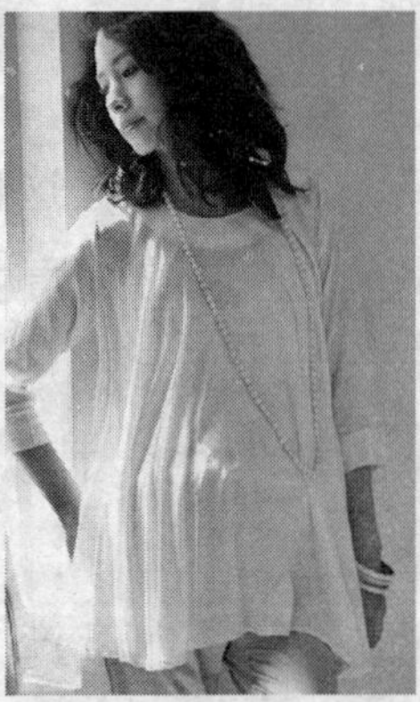

孕妇要随时关注营养和健康

晚餐不应该吃得过饱。吃晚饭既是对下午能量消耗的补充，又提供夜间机体所需营养。一般晚饭后的活动较少，很快就要睡眠。

晚餐进食得不到消化，睡眠也不舒服，而且睡眠时热量和物质消耗较少，同时胃肠活动减弱，多吃的食物得不到消化，会引发胃肠病。

胎儿也是白天活动量大，需要的营养多，而夜间活动量小，需要的营养相对较少。孕妇必须根据自身和胎儿的活动规律，按正常用餐情况进食，改变不吃早餐而晚餐过盛的不良的饮食习惯。

为了克服不吃早餐的习惯，要早起床，适度活动，比如散步、做操、做家务劳动等，以增进食欲，消耗晚餐剩余热量，产生饥饿感，促进早餐多食。

晚餐后不久就要睡眠，不宜吃得过饱，也不可吃的过于油腻，应以清淡为宜，有利于睡眠。

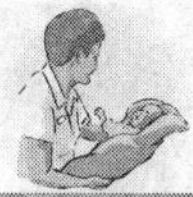

孕妇吃饭“狼吞虎咽”弊端多

有的孕妇吃饭时狼吞虎咽，缺乏细嚼慢咽的习惯，这对健康不利。食物未经充分咀嚼就进入胃肠道，主要有以下弊端：

“狼吞虎咽”不能使食物与消化液充分接触。食物与消化液的接触面积会大大缩小，影响食物与消化液的充分混合，进而不能充分的消化吸收。长此以往，由于得不到足够的营养，健康就受到影响。此外，有些食物过于粗糙，若咀嚼不够，还会加大胃的负担或损伤消化道。

使消化液分泌减少：食物的大分子结构变成小分子结构，是靠消化液中的各种消化酶来完成的，咀嚼食物能通过神经反射引起胃液分泌，胃液分泌又促进其他消化液分泌，对人体摄取食物中的营养是有利的。

咀嚼食物引起的胃液分泌，比食物直接刺激胃肠分泌的胃液数量更大，含酶量高，持续时间长。提倡细嚼慢咽，增加咀嚼次数，对消化吸收有利。

孕妇为了充分吸收食物中的营养以满足自身和胎儿的需求，就要在吃饭时克服“狼吞虎咽”的习惯，应当细嚼慢咽，以利于营养的充分吸收。

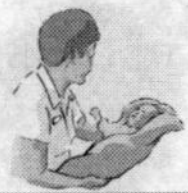

妊娠5个月后要少吃不利于胎儿脑发育的食品

不利于胎儿脑发育的食品或有损脑的食品，孕妇一定要少吃。这些食品往往有对人体和胎儿有不利的一面，因此，孕妇要少吃。妊娠5个月后，胎儿的脑开始逐步形成，孕妇应该少吃以下不利于脑发育的食品：

（1）体液呈微碱性状态是最适宜的，若偏食肉类，则使体内偏酸，导致胎儿大脑迟钝，不灵活。

（2）米、面在精制过程中，会丧失很多有益成分。而大脑所需的是多种营养成分。所以，孕妇不可只吃精米精面，要吃些粗米、杂粮、标准面粉。

（3）黄油其实是脂肪块，脂肪容易滞留在血管内，妨碍血液流动。脑中为数众多的毛细血管是输送脑细胞所需营养的通道，若是脂肪使毛细血管不畅，则会使大脑缺乏营养，正常发育受阻。

第五章 孕妇生活、心理保健

孕妇的衣着宜忌

女性怀孕，其体形和生理有很大变化：随着胎儿长大，腹部日渐膨胀，乳房逐渐胀大；呼吸通气量增加，膈肌活动幅度减小，由以腹式呼吸为主改为以胸式呼吸为主，胸围增大，胸部的起伏活动也增大；体内血容量增加，钠含量和水贮存量增多，妊娠晚期下肢出现不同程度的水肿。根据上述特点，孕妇选择的服装要以宽大松软、式样简单为宜。

有的孕妇以为穿了宽大的衣服会使胎儿长得太大，造成难产；衣扣、裤带系得太松，会使子宫上升顶住胸口而不舒服，所以喜欢穿紧身衣服，扎紧腰带、裤带。

这样会影响胎儿发育，影响下肢血液循环，引起静脉曲张。有的妇女出于不同的想法，故意用带子束胸和包扎腹部，这种做法更为有害。

因特殊情况，例如胎位不正已转回正常时，或胎儿过大、羊水过多而腹肌过松者，必须在医生的指导下使用腹带。

孕妇可将原来穿着的衣裤稍加修改作为孕妇服装。

例如裤子太小，可以在裤子的前裆用一块颜色相近的三角形衣料，将裤子拼大。产后再将拼布拆去，仍可穿着。

夏季可做一件宽腰式的短袖衬衫。其他季节可以做一件宽腰式的背心，罩在衣服的外面。这种罩衣或背心要宽大一些，选料不必讲究，一般可做成两截式的，下截是一段整幅衣料，收些皱褶，不必剪断，今后仍可改制其他服饰，或再给孩子缝制新装，使衣料可以充分利用。

此外，孕妇的鞋袜也要选择适当。袜子的吊袜带不能太紧，以免妨碍下肢血液循环。要选用合脚松软的平跟便鞋，不宜穿高跟鞋，否则会加重腰酸腹坠、行走不稳，易跌伤，从而引起流产。平足者及易平足的老年人、孕妇，可穿鞋跟稍高一点的鞋。

适当运动对孕妇好处多

有些人认为，女性怀孕就不能运动，举手投足都要小心翼翼，其实这种做法不利于健康。活动太少会使胃肠蠕动减少，从而引起食欲不振、消化不良、便秘等，对胎儿的发育不利，甚至难产。

女性在怀孕后会产生一系列生理变化，增加心脏负担。运动可增加孕妇的心脏功能，能保证胎儿充足氧气供给，有利于胎儿发育，减缓怀孕期间出现的腰痛、脚痛、下肢浮肿、心跳气短、呼吸困难等症状。能防止因腹壁松弛造成的胎位不正和难产。有力量的腹肌、腰背肌和骨盆肌还有利于自然分娩。

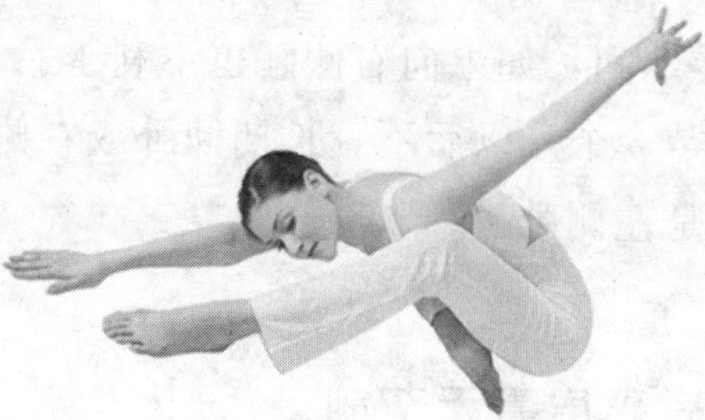

孕妇适当锻炼，利于妊娠

运动可使骨骼更为坚实，可防止孕妇出现牙齿松动、骨质软化等症状。运动可增强神经系统功能，使人体各个器官更为有效地协调工作。

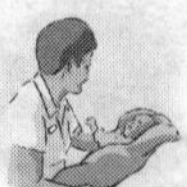

孕妇睡觉姿势有什么讲究

孕妇睡眠姿势与母婴健康有着密切的关系。尤其怀孕 6 个月后，如果睡眠姿势不当，会影响孕妇的健康和胎儿的生长发育。如果孕妇仰着睡觉，增大的子宫压在其后方的腹主动脉上，子宫的供血量明显减少，直接影响胎儿的营养和发育。如果妇女患妊娠中毒症，仰着睡觉将影响肾脏的血液供应。

孕妇仰卧，增大的子宫还会压迫下腔静脉，使下肢血回流受阻，引起下肢和外阴部水肿，静脉曲张。同时，由于下肢回到心脏的血液量急剧减少，使大脑和全身各器官的供血量明显不足。从而导致孕妇出现胸闷、头晕、恶心、呕吐、血压下降等现象，称为“仰卧位低血压综合征”。怀孕期间，如果向右侧睡也不利于胎儿发育。

因此怀孕 6 个月以后不宜长期仰卧或右侧卧。最合理的睡眠姿势是左侧卧。

孕后忌房事无节制

孕期分为三个阶段：头 3 个月、中 3 个月和末 3 个月。怀孕的头 3 个月和末 3 个月性欲淡漠，要求不高。

一般来说这是因为疲劳和兴奋中心转移到胎儿上，怕挤着和碰着孩子；在中 3 个月时，由于妊娠反应逐渐减轻，身体也适应了，所以性要求有所恢复。

可是作为丈夫，新婚燕尔，当父亲的思想准备不足，还沉浸在新婚的高度兴奋之中，往往难以自制。所以有必要讲讲为什么妻子怀孕后要节制房事。

从受孕到妊娠的最初 3 个月，是胚胎的初始发育阶段，胎盘尚未形成，胚胎附着在母体子宫内并不牢固，如果不小心，容易脱落，造成流产。

所以在妊娠的头 3 个月里最好不要性交，尤其是婚后多年不孕和曾经有过自发流产史的妇女。习惯性流产(怀孕 3 次以上均流产者)的妇女就更应绝对避免性交。因为性交会使盆腔充血，子宫收缩而诱发流产。

不少丈夫比较粗心，对女性的生理周期不了解，对妻子是否怀孕毫不察觉，当发现时往往已怀孕两三个月了。不少医学专家强调，造成习惯性流产的原因主要是精子、卵子或受精卵的质量不佳，而非性交所致，故不必过分强调禁欲，要少性交和轻柔、缓和的性交。

到了妊娠的中 3 个月，子宫体逐渐增大，胎膜里的羊水也日渐增多。这时就不必像前 3 个月那样禁忌了。但要注意的是，倘若性交次数太多，动作太剧烈，或男方动作粗暴，也容易出现不愉快的事。如胎膜破裂，有时因羊水流失后子宫缺氧，影响胎儿正常发育，严重时还可能造成死胎。

如果胎膜破裂后仍旧保胎，则易导致宫内感染，使胎儿未出生就受病菌感染。轻者给婴儿后天发育及智力带来不利影响重者可危及生命；有时引起脐带脱垂，胎儿因血液循环、氧气供应中断而死于腹内；有时可致早产，早产儿抵抗力弱，死亡率高。

怀孕中期 3 个月，男方除了要尽量控制、减少性冲动，动作务必温柔，还应采取有利于保护子宫和胎儿的性交体位。如侧位性交或后位性交，这两种体位都不会对胎儿造成的直接压迫，是怀孕中、晚期最安全的体位。

到了妊娠晚期，就是怀孕的末 3 个月，同房应尽量节制。尤其临产前 1 个月，因性交带来的危害就更为明显。

上述各种情况的发生机会会大大增加，可导致孕妇羊水感染，增加胎儿和新生儿的死亡危险。

正常时妇女阴道内经常分泌少量白色酸性液体，具有防御功能，可以抵御细菌的侵袭。而分娩过程中，胎儿经过的产道会发生损伤，子宫胎盘附着处有较大的面积，这为细菌侵入和滋生提供了便利，再加上分娩时体力的极大消耗，降低了产妇机体和局部抵抗力，更增加了感染的危险性。

据统计，产褥感染病人中，有半数是在分娩前1个月内有过性交的，分娩前3天有性交史的孕妇中，20%有严重产褥感染。

在妻子怀孕期间，丈夫除了要主动关心妻子的身体健康，还要多想想未来的小宝宝，切不可贪图一时之快，忘乎所以，后悔莫及。一定要坚持下列原则：怀孕早期、晚期不性交，中期少性交。对于流产史及习惯性流产史者要特别当心，应绝对禁止性交，产前1个月也要禁止性交。

产后何时恢复房事较好？一般来说，在产后1个月内，最好两个月内是应禁止性交的。因为分娩后的阴道特别松弛，加上雌激素水平低、阴道黏膜平坦、皱襞减少和弹力差。容易在同房时引起阴道疼痛或上皮损伤。此外，产道损伤、宫颈口收缩不全，都容易引起产后感染。所以不能根据恶露是否干净来判断和决定能否性交。产后不久就同房，引起阴道壁撕裂大出血的情况屡见不鲜。

孕妇不宜接触有害的化学物质

女性怀孕后接触铅、苯、甲苯、二甲苯、氯丁乙烯、己内酰胺、汞的化合物、砷、氰化物、氮氧化物、一氧化碳、氯气、二硫化碳、苯乙烯、环氧乙烷、苯胺和甲醛等化学物质容易患妊娠高血压综合征。下肢浮肿、血压增高、尿中出现蛋白，严重时出现头痛、眼花、胸闷等症状，甚至发生抽搐。这对孕妇健康和胎儿发育都会造成严重威胁，接触高浓度的汞等工业毒物还可使流产和早产的发生率增高。

有害化学物质还会影响胚胎或胎儿的发育。受孕3～8周是胚胎各器官发生时期（器官形成期），这时如受到对胚胎有毒性的化学物质的作用，如高浓度的铅、甲基汞、砷及放射线，常常会使胎儿出现先天性缺陷。

怀孕早期要重视心理保健

在外界条件影响下，孕妇所产生的喜、怒、哀、乐等心理活动不但能够直接影响机体的循环、消化、呼吸及内分泌等系统的功能，还能间接地影响子宫内胎儿的发育状况，心理保健对孕妇来说是很重要的。

妊娠中的妇女要少生气，保持愉快心情。为了使腹中的宝宝健康发育，孕妇必须保证精力充沛、旺盛、有活力，心情开朗，注意调节情绪，避免刺激，保持心理最佳状态。

怀孕早期焦虑对宝宝的不利影响

孕妇的焦虑情绪主要表现为怕产痛，怕难产，怕产畸形胎儿，甚至对生男生女也忧心忡忡，也有少数孕妇因家庭或工作原因而产生焦虑情绪。

如果焦虑情绪持续相当长的时间，孕妇就会坐立不安，消化和睡眠也会受到影响，甚至使胃酸分泌过多，发生胃溃疡。

据研究，妊娠中毒症也与焦虑和情绪紧张有关。焦虑还可使胎儿胎动频率和强度倍增，使胎儿长期不安，影响健康发育，出生后会出现瘦小虚弱、体重轻、躁动不安、喜欢哭闹、不爱睡觉等现象。

孕妇怀孕早期悲伤对宝宝的影响

孕早期如果情绪悲伤，肾上腺皮质激素分泌就会增加，可能导致流产或生出畸形儿。孕妇如果受到强烈的精神刺激、惊吓或忧伤、悲痛，植物神经系统活动就会加剧，内分泌也发生变化，释放出来的乙酰胆碱等化学物质可以通过血液经胎盘进入胎儿体内，从而影响胎儿正常的生长发育。另外，孕妇由于情绪悲伤，过于消沉，也会影响食欲，导致消化不良。身体各器官都会处于消极状态，对胎儿产生不良影响。

如何才能保持良好的心态

要形成尊重和关心孕妇的良好风尚，要通过温馨和睦的家庭气氛、充足的休息、健康文明的文化娱乐等尽快恢复孕妇由于妊娠而被破坏的心理，共同创造有利于优生、优育的生活条件和环境。

孕妇要加强道德修养，与人为善，心胸宽广，勿听恶语，学会制怒，切忌暴躁、恐惧、忧郁、愁闷和大喜。孕妇要养成良好的文化娱乐和生活习惯，不去闹市区，不看淫秽凶杀读物或影片，多欣赏美丽的风景或图片，多读优生优育和有利于身心健康的书刊，多听轻快的音乐，保持愉快的心情。

特别是丈夫更应注意自己的言行，给妻子更多的体贴、关怀和温情，做好饮食调理，加强妻子孕期营养，满足胎儿生长发育的需要。同时，要主动分担家务，让妻子在舒适、和睦、宽松的环境中健康、愉快地度过妊娠期。

化解不佳情绪的方法

最好的方法就是正视问题，而非逃避问题。把怀孕时产生的生理或心理问题全部列出，咨询专业医师或护理人员。

学习一定的生产法。这能够帮助你在生产时放松和控制肌肉，在疼痛时转移注意力，并且可以预先减轻对生产的陌生感与恐惧感，让你能勇敢地面对生产，充满信心地迎接生产。提倡准爸爸陪同参与，使孕妇更有安全感，让夫妻能共同拥有愉快的生产体验。

不要让自己长期处于不良的情绪中，试着从事一些感兴趣的活动，如种花、看书、听音乐等，或者与亲朋好友聊聊天，将不良情绪宣泄出来。如果忧虑严重，可以找医疗人员咨询以缓解不良情绪。

消除心理负担的方法

孕妇要消除怀孕后的心理负担，如对胎儿性别想得太多，担心怀孕、哺乳会使自己的体形发生变化，对分娩疼痛过分害怕等等。同时要丈夫、亲属、医生给予耐心的解释。

特别是丈夫，更应该体贴关心妻子，劝其合理进食，多陪她出去散散心；对妻子因怀孕反应造成的烦恼，要采取谅解、忍让的态度，这都是帮助妻子尽快度过早孕反应期的有效方法。

从许多人的经验来看，那些坚信自己不会有早孕反应的妇女，怀孕期间反应极小或基本没有不适的反应。

而那些总担心自己会有各种困难及胃口难受的妇女，却常常孕吐严重，反应较厉害。

因为每个人的情况不同，有人有反应，有人无反应，且反应的时间也长短不一，但只要尽可能地消除产生妊娠反应的因素，就一定能顺利地度过反应期。

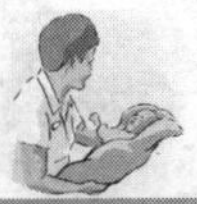

孕妇的情绪对胎儿影响巨大

孕妇的不良情绪，比如悲伤、忧愁、抑郁、大怒、过喜、惊悸等，都对胎儿有损伤甚至产生毁灭性的打击。

妊娠后期，孕妇精神状态突然改变，如惊吓、恐惧、忧伤、悲愤、严重的刺激或其他原因造成神经过度紧张，会引起循环紊乱、子宫出血或胎盘剥离，造成胎儿死亡。

当孕妇情绪发生改变时，胎动次数增加，如果母亲的情绪紊乱持续几个星期，则胎动将一直维持在一个过高的水平。这样，生下来的新生儿体重较轻，而且躁动不安，喜欢哭闹，不爱睡觉。此类婴儿又经常吐奶、腹泻、消瘦，有的甚至脱水。

孕妇的不良情绪，对胎教影响非常大，特别是无形的心理影响。在一般情况下，腹中各种旋律与母亲的心律相吻合，母亲的精神状态良好，心情舒畅，其心律正常，胎儿在子宫里有一种安定、舒适的感觉；反之，孕妇精神状态不佳、心情郁闷，其心律不正常，就会带给胎儿不安的感觉，从而影响胎儿的正常发育。孕妇在孕期一定要情绪稳定、心情舒畅、精神愉快，这对胎儿大有好处。

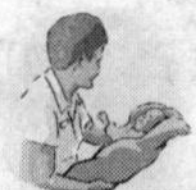

孕期安全运动

传统观念认为女性怀孕后就应该停止一切运动，以防影响胎儿。其实，适量的运动对孕妇极有益处。孕妇进行某类运动前，最好先和医生商量，了解自己的身体状况，在可行的范围内进行。

1. 运动的优点

运动可以防止体力衰弱，会逐渐产生肌力和持久力。

因过度肥胖而烦恼的孕妇确实很多，若想维持适当体重，最重要的是要有规律的饮食，运动也很有效。据统计，没有做运动的孕妇体重平均增加 12.9 千克，一直进行游泳的孕妇体重则平均增加 12.2 千克。

利用运动也可消除腰痛、浮肿、麻痹、静脉瘤、痔疮等妊娠中令人不快的症状。

产前运动一定要注意安全，不可勉强，以免引起早产、流产或关节损害等严重后果。

运动的缺点是疏忽应注意的事项或过度勉强自己，这样会引起流产、早产及关节损害。

2. 合适的运动程度

腹中怀着宝宝时做运动，要考虑自己的体力和安全，到什么程度才适宜呢?

同样的运动，有些人感到很吃力，有些人则觉得轻松；运动的强弱因人而异，感受也各不相同。根据消耗掉的氧气（氧气消耗量）来估计运动的强弱，是较科学的方法。但是氧气消耗量无法由自己测量，所以一般的方法都是以计算心跳数（脉搏）的多少，来判断运动强弱。

关于妊娠中的运动强弱，以何种程度为宜存在争议。一般来说，脉搏一分钟跳动不要超过 140 次。运动结束之后，计算一下自己手腕的脉搏，看一分钟跳了几次，检验一下运动是否过度。

一边做运动，一边感受自己的承受力，了解运动量，也尤为重要（称为自觉性运动强度）。

根据这种自觉性的标准，从稍感轻松的运动（持续不断地运动，所感觉到的充实感，流出汗水的程度），到稍感吃力的运动（一直持续到有点紧张感、汗流浃背的程度），皆是适宜的运动量。

只要注意安全，严格控制运动量，所谓产前运动会“动胎气”的说法是不足信的。

3. 运动的种类

妊娠时并不是每一种运动都可以做，应首先考虑安全，以效果好、轻松快乐的全身运动为宜。如利用呼吸，用从肺送入的氧气制造出能源的运动（有氧运动）。

如果是太过剧烈的运动，造成体内氧气不足及肌肉疲劳，反而会得到相反效果。

具体来说，游泳、竞走、散步、爬楼梯及其他诸如固定式的健身脚踏车也可以。骑普通的脚踏车，会有跌倒的危险，脚踏车本身也会产生振动，并不适合孕妇骑乘。

最受孕妇欢迎的是游泳，由于在水中进行，有浮力，感觉自己体重减轻，平常身体很笨重，在水中就如同忘了自己是个孕妇，可以轻松运动。

强度大的运动，就不太适合孕妇。而且，最好避免做些与人碰撞、有跌倒危险、跳跃、瞬间用力的运动，例如：排球、篮球、足球、滑冰、登山、潜水、冲浪等等。

估计运动的安全性，进行增强体力的有效运动，不仅有助于分娩顺利，妊娠生活也会较为愉快。

锻炼前孕妇须知的安全措施

有规律的锻炼会使孕妇身体处于良好的状态，可以迎接妊娠的考验，但是锻炼时要量力而行。

妊娠期的锻炼将提高孕妇心肺的适应性，改善孕妇体态，增加血液循环，控制体重，减少消化道不适，缓解肌肉疼痛和痉挛，使肌肉更加强壮。

身体锻炼能使脑释放某些化学物质，如5-羟色氨、多巴胺和内啡肽，它们能帮助孕妇减少情绪波动和精神压力，使其保持乐观向上的心态。锻炼能使孕妇得到极大的满足，因为锻炼能使体态变化不明显。

研究表明，健康的身体能使孕妇精力充沛，顺利分娩，而且产后快速恢复（肌肉酸痛减轻、快速恢复体形），以便有更大的精力照顾宝宝。

1. 慎重选择锻炼项目

选择那些可以和伴侣或者朋友一起参与的项目，会有更大的耐心坚持锻炼下去。不要做那些易摔下、易失去平衡或易损伤腹部的危险项目，如骑马、翻滚、高山滑雪或篮球、排球。

2. 保持体温正常

由于胎儿的热量通过孕妇的皮肤散发，故孕妇的体温比正常略高，这叫做“健康妊娠玫瑰热”。

在锻炼时孕妇对高热敏感、易疲劳甚至脱水。因此，在锻炼中，当感到热就要停止活动并且大量饮水，每天饮水量不小于两升，要慢慢喝，多喝几次。

适当穿衣，无论温度高低，都不要穿太多衣服。如果较冷，多穿几层，当感到热时可以适当减衣。锻炼时要穿着优质的运动内衣并戴好护腕以保护脚踝。

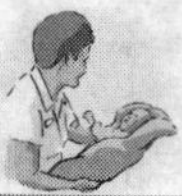

日常活动中的注意事项

孕妇的身体状况明显和普通人不一样。为了能平安地度过孕期，生个健康的婴儿，在日常生活中必须注意如下方面：要有充分的睡眠和休息，适度运动，均衡地摄取营养，保持精神安定，生活规律等。

1. 睡眠不少于8小时

怀孕期的睡眠应比平时多1小时左右，且不要少于8小时。睡眠不足会引起疲劳，特别是上班的孕妇，无论如何要确保充足的睡眠。特别是在夏季孕妇应该每天睡午觉。但午睡也要有规律。想睡就睡，或者睡很长时间，晚上会失眠。

午睡时间不能超过两个小时，睡不了午觉的孕妇晚上要多睡，或在工作岗位上注意休息。

还要注意睡眠时的姿势，自己觉得舒服就行。一般地说，按下列办法做较好：

怀孕早期，仰卧比较舒服。在膝盖下垫上枕头或叠成两折的椅子垫，容易睡着。

到了怀孕中期以后，肚子越来越大，仰卧就很难受了。那时，侧卧比较舒服。只要有舒适的体位，也能睡得香甜。

腿脚较劳累或有浮肿、静脉瘤时，把叠成两折的椅子垫放在腿下，把脚垫高，睡眠的效果好。

为了容易入睡，在就寝前可以洗澡。

2. 经常休息

怀孕期要重视对身体的感觉，想休息就休息，想睡就睡。如果违背身体的感觉，没有任何好处。

怀孕早期，容易疲劳，会浑身无力。感到稍微疲劳或无力时，就应该休息。过度疲劳会引起各种各样的疾病。有流产病史的，有先兆流产现象的，以及遵医嘱静养的人，特别需要休息。

到怀孕中期，妊娠反应消失，情绪也逐渐好转，但往往操劳过度。这时要安排好时间，常休息。哪怕休息5到10分钟，身体疲劳的程度就大不一样了。

怀孕晚期是特别容易疲劳的时期。只要有一点时间，也要休息。有时肚子会发胀，这时要马上放下家务事，休息5～10分钟，腹胀就会消失。如果腹胀次数频繁，要请医生检查。

3. 适度运动确保正常分娩

适度的运动对孕妇来说还是必要的。运动不足，容易引起食欲不振、便秘和肥胖等症状。即使没有出现这些症状，随着怀孕时间的增长，身体也会越来越不方便。

在怀孕期过于保重自己，或听信他人的话而什么也不干是很不科学的。而且，分娩时需要相当的体力，所以在怀孕期要积攒体力，至少应该注意维持现状，这关系到能否正常分娩。

4. 散步是怀孕期的好运动

操持家务也是一种运动。但家务不多时，就得做点补充运动。最好的办法就是散步，每天一次，一边呼吸户外的新鲜空气，一边散步。散步产生适度的疲劳能帮助睡眠，还可以变换心情消除烦躁和郁闷。散步时不要走得太急，要慢慢走，不要使身体受到震动，特别在怀孕早期和晚期要格外注意。

应穿便于行动的衣服，要穿底跟不太高的或平底的鞋。夏天和冬天要注意防暑防寒。夏天不要忘记带太阳伞和帽子，冬天不要忘记带围巾。要避开特别冷和特别热的天气。夏天最好是在阳光不太强的上午或傍晚，冬天最好是在暖和的下午两点到三点钟左右散步。

散步时要避开有台阶和有坡度的地方。上下台阶和走坡道不太好，还有摔倒的危险。此外，还要避开人群。散步途中感到不舒服时，可在附近的长椅上休息一下。可在散步时进小吃店和餐厅等休息。

5. 家务事不可能做得完美

做一般的家务事也是一种运动。但是不要想把什么都干得完美无缺。怀孕中期、晚期，要从头到尾地干一件完整的事是绝对不行的。

（1）扫除：不要登高打扫卫生，也不要在打扫时搬沉重的东西。这些动作既危险，又压迫肚子，必须注意。

弯着腰用抹布擦东西的活也要少干，千万不能长时间和冷水打交道，身体着凉是会导致流产的。

也不要干除草一类的活，因为长时间蹲着，骨盆充血，容易流产。

（2）洗衣服：晾衣服时，要登个低一点的小凳之类的东西。

一件接着一件地去晾衣服，长时间站着会造成下半身浮肿，所以应该干一会儿歇一会儿。

（3）做饭：为避免腿部疲劳、浮肿，能坐在椅子上的就坐着。怀孕晚期应注意不要让锅台压迫已经突出的大肚子。

有早孕反应时，烹调的味道会致敏，所以要想办法做那种不用加热就可以吃的饭菜，如冷冻食品和罐头等。

（4）买东西：每天出去买东西，就当是散步，选择不太拥挤的时间。必要时，可分几次买。

不要骑自行车出去买东西，特别是在怀孕早期。骑自行车时腿部用力、动作太大，容易引起流产。在怀孕期，动作的敏捷性降低，反应也比平时迟钝。

6. 怀孕早期和晚期要控制外出

在怀孕早期和晚期，要尽量控制外出。为了避免流产、早产，特别是怀孕晚期不能预知生产，所以尽量不外出。

怀孕中期，胎盘位置上升，流产的危险变小，可以利用这段时间出去。

7. 孕妇三伏天应注意的事项

衣着凉爽宽大。孕妇最好选择真丝或棉织的衣料做贴身的衬衣和内裤，轻软舒适，容易透湿吸汗，散发体温。衣着宜宽松，胸罩和腰带不宜过紧，以免造成乳腺增生和影响胎儿的发育。

饮食要新鲜多样。为了保证母体和胎儿的营养，孕妇在夏天要注意保持食欲，多吃新鲜蔬菜，同时要经常变换菜肴，这样做既能增进食欲，又能满足孕妇营养需要。

要用温水擦洗淋浴。应该经常用温水擦洗或淋浴，以保持皮肤清洁，预防痱子或皮肤疖子，如用冷水洗浴，皮肤污垢不易消除，且孕妇受凉容易感冒；如用热水泡浴，高温会伤害胎儿正在发育的中枢神经系统，造成胎儿畸形。洗澡时要特别注意乳房及外阴的卫生，不要盆浴，以免污水流入阴道引起感染。

莫要过于贪凉。孕妇从高温进入冷气较重的房间，不宜待得过久，防止腹部受凉；乘凉时不要坐在风口，不能露天睡觉，也不能睡在水泥地的草席上；使用风扇时，不要直吹，风速宜和缓或将电扇摇头。此外，孕妇不宜饮冷饮，以免伤肠胃，影响胎儿。

要保证睡眠。夏天天热，体力消耗较多，晚间又因蚊子叮咬睡眠不宁，孕妇就更容易疲劳，所以要用一定时间午睡，并注意工间休息。孕妇过度劳累，容易中暑晕厥、胎动不安、流产或早产。

心情要愉快舒畅。天热会心情烦躁焦虑，更觉热不可耐，这种情绪也会影响子宫内胎儿的生长。所以，孕妇在炎热的季节中应保持愉快。若心情舒畅则能缓和酷热的不良刺激，有利于胎儿的生长环境安定平稳，神经的正常发育。

8. 孕妇安度冬天应注意的事项

注意衣着和起居。冬季气温很低且温度变化较大，当呼吸道的抵抗力降低时，极易患流感，对胎儿危害极大。因此孕妇应注意保暖，外出时要防止受寒，同时室内温度要保持稳定，以免温度变化太大，使身体抵抗力下降。冬季最好不要到剧院、商店等人多的公共场所去，以防止感染。当家中或单位中有人患传染性疾病时，孕妇应注意避免和患者接触。

晒太阳。孕妇应经常晒太阳，以便加强钙、磷等重要元素的吸收和利用。天气好时，可到室外走动，接触阳光；天气不好时，也可在室内有阳光的地方接受日光照射。冬季每天至少应晒太阳半小时以上。

防止摔伤。北方冬季气温很低，当地上结冰时由于孕妇身体笨重，行动不便极易摔跤和扭伤。因此尽量不要外出。外出时应特别小心，避开结冰地面，以防发生意外。

在妊娠四五个月后要常用温肥皂水擦洗乳头，除掉乳痂，涂无水羊毛脂或5%维生素油膏。

孕妇不能睡电热毯。电热毯通电后会产生磁场，磁场会影响胚胎细胞的正常分裂，导致胎儿畸形。对电磁场最敏感的是胎儿骨骼细胞，胎儿出生后，其骨骼会发生畸形。孕妇在怀孕初期受热，会造成胎儿脑细胞死亡，影响其大脑发育，使出生后的婴儿智力低下。电热毯越热，电磁场对胎儿的影响就越大。孕早期使用电热毯还是形成流产的原因之一。

9. 在怀孕期中宠物要托人照管

饲养狗、猫、小鸟等宠物的人，在怀孕以后，应尽可能不再接触那些宠物。因为这些小动物是弓形体原虫的中间寄主，而弓形虫会使孕妇流产和胎儿先天异常。

10. 产前假要有规律的生活

请产前假的人，在休假中不可打乱生活规律。休假前生活比较有规律，而现在突然一整天一整天地待在家里，没有时间的制约，有的人反而感到身体不适，要尽量过有规律的正常的生活。此外，严禁懒惰和过度劳累。休假时，不要急于一次干完所有事情，要一点一点地去做。

11. 检查住室

家里有时有对孕妇来说是危险的地方，在怀孕早期丈夫要全面检查一遍。容易发生问题的地方要提前处理好。

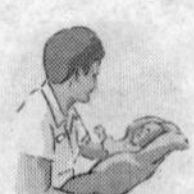

孕妇健美操

在怀孕期间，女性身体变胖变笨是不可避免的，即便如此，也要坚持做健身操。可以使你继续拥有美丽的皮肤，有弹性的胸部，结实的臀部，为产后尽快恢复昔日的窈窕身材做准备。

1. 靠近体操

这个运动可强化腋下至胸部的肌肉，预防乳房向两侧松弛扩散。在热水里练习，将更有效果。

(1) 挺直上半身，手臂平举于两侧，手肘与手臂成直角，吸气。

（2）一边吸气，一边让手肘保持向上，两手肘在脸的前方会合。以此动作重复30次。

2. 腹肌运动

虽然游泳或散步等全身运动对预防过胖有很好的效果。但若要防止妊娠纹及产后松弛，腹肌运动不可缺少，也对安产有助益。怀孕期间不可剧烈运动，但腹肌运动是允许的，最好是每天都做。

第一组：

（1）坐下后，双手贴地，双脚伸直。

（2）一边吸气，一边把右脚向腹部弯曲过来，然后边吐气边把脚伸直。左右交换重复做10次。

第二组：

（1）两膝弯曲仰卧，双手放在腹部上。

（2）边吸气边把脖子抬起，抬到不能再抬的程度把气吐出来，使脖子放下恢复原状，重复做10次。

盘坐健身法

目标肌肉：大腿内侧肌肉、髋部肌肉、盆底肌。

目的：帮助骨盆扩展，提高髋关节弹性，放松盆底肌。

动作：对掌盘坐，每个膝盖下可以放一个枕头作支柱。脚与身体保持舒适距离，双手置于膝上，向上坐直，感觉脊柱和腿轻微伸展。呼气，轻柔地下压两膝，呼气，还原。重复5次。

目标肌肉：大腿内侧肌肉、髋部、盆底肌。

目的：帮助骨盆扩展，提高髋关节弹性，放松盆底肌。

动作：站立，右腿伸直，左腿屈膝外展，将左脚置于凳上作支撑。双手成祈祷姿势，保持伸展15秒。换另一侧重复。

目标肌肉：下背部、腹肌。

目的：缓解下背部的紧张，增加分娩时的肌肉力量。

动作：手膝跪位，双臂和双腿与地面垂直，肘部松弛，五指张开，中指平行，双膝分开与髋同宽，背部挺直，头和脊柱在一条直线上。呼气，收腹，背部向上拱起，骨盆向下缩拢，头顶向着地面，稍停顿，吸气还原。重复8～12次。如不适，可采取站位，屈膝分腿站立，双手撑于双膝上，方法同前。

目标肌肉：腹斜肌、背阔肌。

目的：松弛腰背肌肉，减轻背部疼痛。

动作：两腿分立，宽于髋，脚趾外展。向左侧体侧，左手撑在椅子上作支撑，右手上举，掌心向前，眼睛看右手。保持伸展15秒，换一侧重复。

孕妇呼吸操

1. 仰卧腹式深呼吸

孕妇躺在床上，膝盖稍微弯曲，两脚轻松分开，两手轻放在下腹部两侧，两拇指位于脐正下方，小指位于耻骨联合上 3～4 指远，围成三角形。深呼气，用鼻深深地吸一口气，吸气时使下腹部隆起，当不能再吸气时，慢慢的用嘴呼出气体，呼气同时使下腹部凹隐恢复原状。

2. 侧卧腹式深呼吸

孕妇侧卧在床上，两膝轻松自然变曲，身体下方的手向上弯曲，手掌放在脸旁，上方的手轻轻放在下腹部，然后如腹式呼吸方法，用鼻子深吸一大口气，使下腹部鼓起，不能再吸气时再慢慢用嘴呼气，使下腹部恢复原状。

3. 短促呼吸

仰卧后膝盖弯曲，双手交叉握在胸前先吸气后用鼻快速短促地重复呼吸 5 次，口微微张开，慢慢呼气，重复练习。

孕妇放松术

孕妇学会如何放松，将帮助保持孕期健康、顺利分娩，并享受与胎儿共处的每一刻。

1. 缓释精神压力

一定的精神压力是必要的，它可以使人提高竞争能力，应付和处理遇到的危机。压力太小不能使人充分施展才能，压力太大又会使人烦躁、易怒、易疲劳且容易生病。

孕妇正确处理压力，能提高肌体的应急能力。怀孕阶段身体和情绪的巨变，使身体的每个系统都会受到影响，例如呼吸系统、心血管系统、神经系统、排泄系统、内分泌系统和生殖系统等。孕妇可能为患有莫名的头痛、胃痛和肌肉痛而害怕和担心，这些疼痛信息都是由于肌肉紧张引起的。适应后就会感到舒适一些，孕妇要穿宽松的衣服，这对胎儿生长有利。每天留出一些时间锻炼十步减压法。这将使孕妇体会到当肌肉紧张时是怎样的感觉，放松时又是怎样的感觉。

2. 学习如何呼吸

人体的肺从锁骨上方向下延伸至膈肌。仅作浅呼吸是不能满足身体对氧的需求的，尤其大脑的耗氧量最高，而且缺氧会使机体的应急能力降低。

花时间测定一下自己是否具有健康的呼吸机能。处于坐姿将双手放置于腹部隆起处。当吸气时将气吸入肺内，会感到腹部隆起，呼气时腹部又变得较平坦。当然，许多人是用相反的呼吸方式，即吸气时腹部变扁。

肩膀放松意味着呼气，吸气时肩膀尽量上提，体会怎样做深呼吸，最大限度下降或提升双肩就能达到深呼吸的目的。当肩膀放松时，呼吸是均匀的，要养成经常检查双肩是否放松的习惯，尤其是当感到紧张的时候。高举双臂，慢慢向前、向后甩动双臂而转动双肩。毫无疑问当双肩松弛时，呼吸就是均匀的。

3. 快速清除紧张情绪

当感到紧张的时候，可用快速放松法锻炼。深深吸气，使肺部完全被气体充满，然后慢慢从口中呼出，让气流带着紧张情绪从头顶流向脚趾。当气流完全排出，再吸气，将肺充满。然后轻轻呼气，同时依次放松前额、上下颌、肩、手、腹部和腿。呼气能清除身体的紧张情绪。无论任何时候，只要感到紧张就应做深呼吸。

4. 十步法缓解压力

每天拿出约20分钟的时间，找出肌肉紧张和放松的区别。

(1) 戴上耳机，调暗灯光，坐在舒适的椅子上或躺下——怀孕四个月后不能平躺，用垫子支撑着腹部侧卧。

(2) 用一段时间平静下来，不考虑其他事情。

(3) 伸展脚趾，感到牵拉力，然后慢慢放松，再摇动数下。

(4) 用力绷紧两膝和大腿肌，保持几秒钟，感到用力。保持几秒钟，然后放松，让大腿向两侧摆动。

(5) 绷紧腹肌，给胎儿一个大的紧缩力，然后尽量放松，使胎儿的活动空间加大。

(6) 握拳，保持一段时间，然后松开手指。

(7) 尽量向上提肩，保持一段时间后再放下，反复进行。使双肩感到放松和舒适。

（8）口微微张开，皱紧面部肌肉，然后放松，反复进行。

（9）放松一会儿，体会身体的感觉。在深呼吸和静息时，胎儿会得到更多的氧气。

（10）每当准备打哈欠、伸懒腰时，就慢慢坐起，准备做放松十步法。

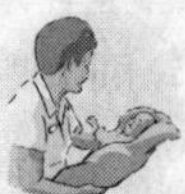

孕妇应学会松弛技巧

不耐烦、容易生气、精神不集中及对性交不感兴趣等表现为疲劳的迹象。充分休息可缓解上述症状。当你在晚上不能充分睡眠时，白天就需小睡，或者只把脚放平松弛一下，紧闭双目5～10分钟，把脚放平可充分地恢复精神。

1. 意想锻炼法

最好的办法就是学会松弛技巧，习惯后就能在几分钟内恢复精力。

2. 松弛技巧

（1）全身松弛法。此法包括依次解除身体各部位的压力，通过收紧和放松的就能学会。当你能够放松体内的大部分肌肉，无需身体其余部分收紧就能使子宫收缩时，你就会在分娩时感觉有所不同。

无论何时，只要有可能就休息，不要等到身体实在疼痛和疲倦时才躺下。

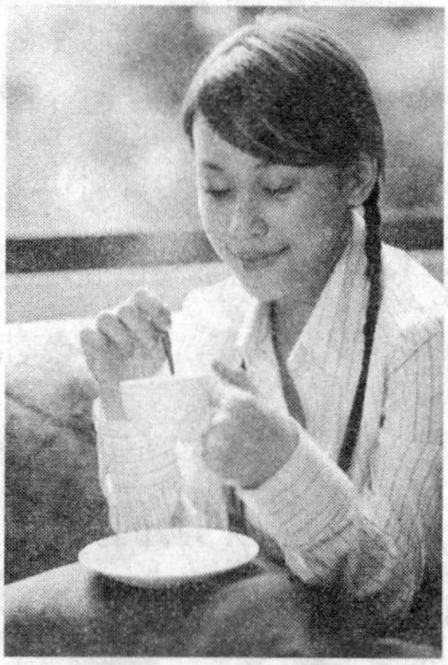

沉思放轻松，缓解妊娠紧张

最好每日按下列方法练习两次，共 15～20 分钟。在饭前或饭后 1 小时左右练习为宜。

① 仰卧取舒适位置或用软垫垫着。

② 闭目。

③ 注意力集中在右手，收紧一会儿后放松，手掌朝上。

④ 觉得手有沉重感和热感时，朝地板或软垫方向按压肘部，放松。

⑤ 通过身体右侧、前臂和上臂向肩部收紧。耸肩然后放松。

⑥ 重复做身体左上侧。手、手臂和双肩将有沉重感和热感。

⑦ 双膝翻向外侧，放松臀部，向下轻压背下部。放松，让松弛气流进入腹部和胸部，使肌肉有沉重感和热感。

⑧ 呼吸应开始慢下来。如未能慢下来，尝试在每次呼吸之间数至“2”便慢下来。

⑨ 此时放松颈部和颌骨，连同唇部、颌骨下垂，舌头放在口腔底部，面颊放松。

⑩ 特别注意额部和眼周肌肉，以消除任何皱纹。

（2）精神松弛法。你一旦掌握了松弛肌肉的技巧，就可以按下面方法进行精神上的松弛了。

① 通过有规律和缓慢地呼吸清除思想上的焦虑、担心和其他杂念，全神贯注做呼吸运动，十分缓慢和均匀地默念“吸气、屏住、呼气”。

② 使愉快意念流通至头部，免除杂念。

③ 如出现任何烦恼时，可在呼吸运动时默念“不要有杂念”或恢复全神贯注做深呼吸。

④ 紧闭双目，想象诸如清澈的蓝天或平静的蓝色大海等和平、安静的景象。试图想象出愉快和蓝色的景象，因为蓝色被证明是能令人松弛的一种颜色。

⑤ 全神贯注于呼吸活动。要感觉它是如何缓慢和自然的。每次呼气、吸气都要集中精力，倾听你的呼吸。

⑥ 此时你应安静和镇静——想重复有镇静感觉的话，可以想象诸如爱、和平、平静，或者默念音节简单的词语等等。呼吸时要考虑用平静的声音，如“呀”。

⑦ 记住要保持脸部、眼睛和前额肌肉松弛，并使前额有凉感。

如果你准备接受一套程序，那么采用松弛方法是对你有帮助的。例如，用重复镇静意义的词语或两肩下垂，就能使你身体的其余部分开始松弛。每当练习松弛方法时，一定要以最有把握的办法做深呼吸。

3. 呼吸技术

在产前体操训练班中，大部分时间用于学习如何放松身体及掌握不同的呼吸技巧。学会不同的呼吸法是很重要的，在分娩中你将能够在不同的时间使用每一种技术来帮助放松，保存体力，控制身体，抑制疼痛，使你感到镇静，免受恐惧。

一旦你意识只要集中精力呼吸就能控制身体。那么，当你开始分娩时，就会有信心并会采用同样的技术。

（1）深呼吸。当你吸气时，会感到肺的最下部充满了空气，肋廓下部向外和向上扩张。如果你舒适地坐着，有人把手放到你的背下部，你将能够通过吸入空气使其移开。这有点像叹气结束时，随之而来的是缓慢而深沉地将气呼出。这会产生镇静的效果，子宫收缩开始和结束时上述呼吸是最理想的。

（2）浅呼吸。只要使肺上部充气，这样胸部的上部和肩胛骨将会上升和扩大，如果你的伙伴将手放到你的肩胛上他便会感到这一点。你的呼吸应丰满而短促，嘴唇微微开启，通过喉部把气吸入。浅呼吸约 10 次之后，你大概就需做一次深呼吸了，之后你再做 1 次。当子宫收缩达到高点时即可采用这种浅呼吸。

（3）浅表呼吸。最容易和最有用的方法就是“喘气”，这种方法就是进行浅表呼吸。你可把这种方法设想为“喘气、喘气、吹气”。分娩时，你会被要求做多次的喘气，其中一次是在子宫颈全开张之前，在过渡到停止往下施加腹压期间进行的。在痛苦的子宫收缩期间用喘气同样是有用的。为了停止换气过度，可喘息 10～15 次，然后屏住呼吸默数 5 下。

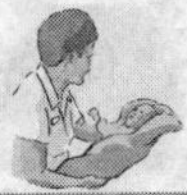

孕妇应选择舒适的姿势

当你的腹部增大以后，按通常的姿势坐下或躺下可能会感到不舒适了。特别是在妊娠末期，如果你仍平躺，那么胎儿的重量将会使分布在你背部的大血管受到压迫。

1. 躺下

侧身躺下，处于上方的大腿和手臂向上弯曲，另一只手臂放在体侧。如果在膝部和大腿下面垫上一个或几个枕头，那么，你会觉得这样姿势更为舒适。

2. 减轻背部疼痛

只要你感到舒适，可以平躺着，在双膝下垫些软垫，这是一种非常好的休息姿势，尤其是如果你背部有些不适时。

3. 抬高双腿

平躺下，在臀部垫些软垫，离墙大约 45 厘米。伸起双腿，倒放在墙上。双腿伸直并尽量分开至觉得舒适为止。

4. 斜靠的姿势

如果你侧身躺着还不舒适，那么可以用一种向后斜靠的姿势，需要多少枕头就用多少。把一些枕头放到膝盖下面，双膝就能柔和地屈曲，这同样有助于你休息。

5. 挺身坐起

这一姿势有助于加强背部肌肉。你可能会发现在腰背部垫上一块软垫会更舒适，特别是驾驶汽车时更是如此。为了在工作时更为舒适，将双腿平放在与髋部等高的位置。如果你使双腿屈起，就可增强小腿背后的肌肉。

6. 盘腿而坐

盘腿而坐，或者将双腿放在一起，挺直背部，张开腹股沟，使大腿内侧绷紧。轻轻地将大腿向下压，以增加这种伸展，以便能在分娩期间更好地使双腿张开。

7. 叉开双腿

肩膀和背部垂直，叉开双腿坐着，这对脊柱、大腿内侧和腹股沟都有好处。屈起双脚会感到大腿有紧张感，同时双膝和脚趾一定要朝上。

血压下降会使你不舒服并感到头晕目眩，还能使痔疮加重。采用这种姿势睡觉是不可取的，只能用于短时间，或者在躺下做体操时采用。使用枕头和软垫也同样有利，不过不要在头下放太多的枕头。否则你的脊柱将会过度弯曲。坐着的时候不要将腿盘起或者用力弯曲，因为这会加重静脉曲张。

8. 双肩环绕

双手放在肩头，手心向下，分别向前后环绕，直到肌肉微微发酸为止。此种锻炼，可锻炼胸肌和乳腺，为哺乳做准备。

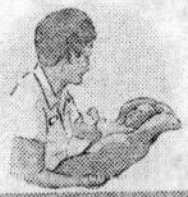

孕妇须知的伸展运动

伸展运动是锻炼开始和结束的重要部分。它能缓解某些常见的妊娠不适，例如腿脚抽筋。在伸展活动之前，先要柔和地活动肢体，以温暖肌肉，但要当心伸展过度。

1. 腿部伸展

两脚稍微分开，右脚后退一步，左膝稍弯曲。压右脚跟，上身稍微向前倾斜，直到右腿肚有牵拉感，然后复原。如果腿肚牵拉感不明显，则向后移动一下右脚。再换左脚，反复进行。

2. 伸展大腿前部

两脚分开与臀部同宽，左手扶椅背，微屈左膝，向前抬右腿，手抱小腿。然后屈右膝，使右膝与左膝并列，右脚踝位于臀部之下。稍微向前倾斜骨盆，保持一会儿，直到有牵拉感，然后松开。再换左腿做同样的动作，并反复几次。

3. 侧伸展

两脚分开与肩同宽，膝部微屈。左手卡腰，向上伸右臂至头顶上方，身体向左弯，幅度超过左肘关节，保持一段时间，直到有牵拉感为止，然后复原。再换右侧做同样动作，并反复几次。

4. 上臂的伸展

脚分开与肩同宽，收腹，向上伸右臂。后屈右肘关节，手指伸达两肩胛骨之间。左手放在中肘关节上，轻轻向后拉右肘。坚持一段时间，直到右侧背感到有牵拉感为止。然后复原，再用左臂重复同样的动作。

5. 腿部的伸展

坐在地板上，双腿前伸，将右脚放在左膝上。轻轻屈左膝，向躯体侧滑动右脚，保持腹部肌肉拉紧。保持一段时间，直到右大腿和右侧臂部有牵拉感为止。然后复原，用另一侧重复进行。

6. 胸部的伸展

坐在地板上，两腿轻松交叉，手放在臂部，使腹部肌肉拉紧，脊柱伸展，两肘关节向后拽，两肩胛骨向中线靠拢。坚持一段时间，直到胸部有牵拉感为止。如果需要，反复进行。

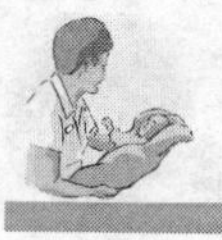

安全伸展孕妇必读

一般认为胎儿产生的松弛素可以软化关节周围的结缔组织，使分娩时更有弹性而且对损伤更敏感。

锻炼前后的舒展活动能减少损伤，而且温和的舒展活动能保护孕妇柔软的躯体，但注意不要舒展过度，避免扭伤关节，如轻撞或严重碰撞。

1. 选择适当的姿势

妊娠 4 个月后不要仰卧锻炼，否则子宫将压在血管上影响血液流回心脏，影响血液供应胎儿。可以选择适合妊娠的姿势进行锻炼，如在平地上，可以坐着、站着或侧卧。

随着妊娠的进展，孕妇将承载腹部额外的体重，使身体的重心转移，孕妇会感到有点不平衡。

2. 如何保持正确姿势

随着妊娠的进展，重心前移将导致姿势不良，以至上背和肩部疼痛，下背不适。坚持锻炼可以去除这些压力和紧张。起初，通过刻意地去纠正和保持平衡的姿势，一段时间后就能成为自然习惯。

两脚分开站立，与臀同宽，两臂自然下垂，这时体重均匀分布于双脚上。

站直并上拉颈部——可以想象一根绳子通过头顶向上牵拉，尽量站直，使下巴与地面平行，放松肩部。

如果肩部向前塌陷，应拉肩胛骨向后向内，直到舒适为止，这样将扩大胸腔。

许多孕妇常犯的错误是让颅顶骨向前拉脊椎，这样下背部就施加了压力。应自然拉紧腹壁，使下背强壮并保护胎儿。保持舒适的姿势，不要让上肢向前或向后推骨盆。

3. 充足的营养是锻炼的基础

多吃清淡食物，如粗面粉、面包、意大利通心粉、大米和土豆，用餐 30～60 分钟后方能锻炼。

孕妇的脚部运动

方法：坐在椅子上，腿与地面垂直，两脚并拢，脚板平放在地板上或双脚交叉，脚尖使劲向上翘起。同时做深呼吸运动待呼吸一次后，再恢复原状，左右脚轮流进行。

孕妇体操（孕末期）

目标肌肉：肱二头肌。

目的：提高臂力。

动作：右侧卧，将头部放在右臂上，把一块折叠的毛巾放在手臂和头之间，使颈部和脊柱保持在一条直线上，双腿略微弯曲。左手持2～5磅的哑铃，手臂轻微弯曲，掌心向上，手背放在左腿外侧。呼气，慢慢屈肘90度，稍停顿，吸气还原。重复8～12次为一组，如果之前从未参加孕期运动，从一组开始，逐渐增加至三组。换右臂重复。注意：抬起哑铃时，保持手腕在中间位置，收腹屈髋。

目标肌肉：肱三头肌。

目的：稳定上臂，保持力量。

动作：右侧卧同前。左手持哑铃，屈臂置于左耳旁，肘尖向上。呼气，伸直手臂，稍停顿，吸气还原。重复8～12次为一组，如果之前从未参加孕期运动，从一组开始，逐渐增加至三组。换右臂重复。

目标肌肉：三角肌。

目的：在提取东西时，三角肌起稳定作用。

动作：右侧卧同前。左手持哑铃，手臂轻微弯曲，掌心向下，将哑铃放在左腿外侧。呼气，慢慢将哑铃抬高约45度，稍停顿，吸气，还原。重复8～12次为一组，如果之前从未参加孕期运动，从一组开始，逐渐增加至三组。换右臂重复。

目标肌肉：臀部和大腿外侧肌肉。

目的：为骨盆部位的负重提供支持。

动作：右侧卧同前。左手放在身前作支撑。呼气，将左腿抬高至髋部高度，稍停顿，吸气，还原。重复8～12次为一组，如果之前从未参加孕期运动，从一组开始，逐渐增加至三组。换右腿重复。注意：保持收腹，不要向前或后转动髋部，抬腿时，保持膝盖水平。

目标肌肉：大腿内侧肌肉。

目的：增加下肢稳定性。

动作：右侧卧同前。屈左膝，放在前方枕头上，左手放在身前的地板上作支撑。呼气，尽可能向上抬高左腿，稍停顿，吸气还原。重复8～12次为一组，如果之前从未参加孕期运动，从一组开始，逐渐增加至三组。换右腿重复。

目标肌肉：盆底肌。

目的：强壮的盆底肌才有弹性，分娩时可以更轻松地伸展。

动作：左侧卧或靠墙坐在地板上。分 5 次使盆底肌完全收缩，然后再分 5 次使盆底肌逐渐放松。重复 10 次，共做三组。注意：保持自然呼吸，不要屏气。

第六章　孕妇健康保健

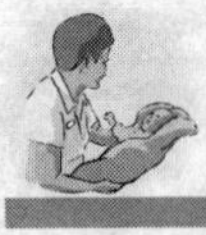

孕妇乳头下陷与扁平纠正

乳头与乳晕在同一平面上叫扁平乳头。如果乳头比乳晕低，就叫下陷乳头。

扁平乳头和下陷乳头属于乳头异常，它可使产后哺乳发生困难，应在哺乳前纠正。

引起乳头扁平或下陷的原因有两类：一是功能性原因，即乳头平滑肌发育不全或乳头深部角化；二是器质性原因，因炎症、脓肿治愈后形成瘢痕，或腺纤维瘤、乳腺瘤浸润、外伤及手术损伤等。

未产妇乳头扁平或下陷多由功能性原因引起。纠正的方法可采用以下两种：

（1）手法矫正：用一只手握住乳房，使乳房耸起，另一只手的拇、食、中指牵拉乳晕部，从深部向外牵拉乳头，慢慢向纵横方向牵引。在洗澡、睡前、起床前，进行几分钟的矫正处理。

（2）负压吸引法：将一个 5 毫升或 10 毫升的玻璃注

射器的外管罩在乳头上，用一小段橡皮管连接在另一个注射器上，利用真空负压吸引。纠正时间不要太长，以免乳头发生肿胀和疼痛。

乳头发育明显障碍，乳头显著下陷，或因乳腺疾病引起的乳头内陷，手法牵引或负压吸引都不可能使乳头突出，应进行手术治疗。

手法牵拉乳头，不可避免地会对大脑产生刺激，会促使垂体后叶分泌催产素，引起子宫收缩。妊娠 5 个月之后，在进行手法矫正时，应注意引起早产、流产。有早产和流产史的妇女在孕期不能进行乳头矫正，只能在怀孕前或分娩后进行。

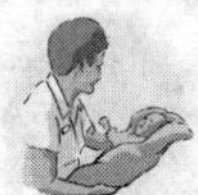

小便不通的防治

妇女妊娠期间，小便不通，甚至小腹胀急疼痛，心烦不得卧，称为“妊娠小便不通”。

本病主要是由于胎气下坠，压迫膀胱，以致膀胱不利，尿道不通，尿不得出。有气虚、肾虚之分。

1. 气虚小便不通

【病症简介】 妊娠期间，小便不通，或频数量少，小腹胀急疼痛，坐卧不安，面色亮白，精神疲倦，头重眩晕，短气懒言，大便不爽，舌质淡、苔薄白，脉虚缓滑，宜用补气升陷、举胎之药膳治疗。

桃花熘黄菜：鲜桃花 5 朵，大海米 10 克，熟火腿 10

克，鸡蛋4个，鲜姜、调料适量。鲜桃花摘去花蕊，取花瓣洗净控水，切成丝；大海米10克，淘洗净，加入料酒，上笼蒸透，切成碎末；熟火腿10克，鲜姜分别切成末；鸡蛋4个，在碗内打散，加入鸡汤、味精、料酒、白胡椒面、精盐、湿淀粉搅拌均匀。

炒勺置火上烧热，放入猪油，入鲜姜末煸炒出味，捞出姜渣，放入调好的鸡蛋用勺炒熟，盛入盘内，撒上鲜桃花丝、海米、火腿。

清炖鲫鱼：笋肉25克，水发香菇5朵，分别洗净，切片；鲫鱼（约250克）去鳞、鳃、肠杂及颌下硬皮，用黄酒、盐、胡椒粉浸20分钟，取出，置碗内，鱼身中间摆放香菇片，两头并列笋片；加黄酒少许，再加葱段、姜片、味精，上屉蒸1.5～2小时，至鱼熟烂，拣去葱、姜。

2. 肾虚小便不通

【病症简介】 妊娠小便频数不畅，继则闭而不通，小腹胀满而痛，坐卧不宁，畏寒无力。宜用温肾扶阳、化气行水之药膳治疗。

香滑鲈鱼球：将鱼肉切成方块，入锅炒到六成熟，倒在笊篱里，去油；把锅放回火位，放入汤、姜、酒、盐、糖、香油、胡椒粉、鱼块，加盖煮至熟时，放入葱段，并调入湿淀粉、味精、香油即成。

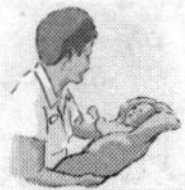

皮肤瘙痒的防治

孕妇在妊娠中、晚期会发生全身皮肤瘙痒，无需治疗，分娩后可自行消退。原因多为肝内胆汁淤积，由于妊娠期的胆汁郁积和雌、孕激素的作用，引起胆红质排泄紊乱而诱发的皮肤瘙痒，称之为妊娠期肝内胆汁郁积症。

有些人在皮肤瘙痒数日内至数周后出现黄疸，表现为皮肤和巩膜发黄，并伴轻度恶心、乏力、腹泻及腹胀等症状，要引起足够重视，及时就医。

在妊娠期，肝内胆汁郁积的孕妇容易发生胎盘功能不全、胎儿宫内窒息、早产及产后出血等并发症，分娩后1～2周，瘙痒及黄疸可自行消退。

孕妇发生了瘙痒症，不要用热水、肥皂水擦洗。要少吃刺激性食物，尽量少搔抓，多吃新鲜蔬菜和水果。要保持情绪稳定，讲究心理卫生，切忌焦虑不安和苦闷。怀孕期皮肤瘙痒严重的应到医院治疗，降低血中胆酸浓度，缓解瘙痒，或用较安全的药物进行治疗。

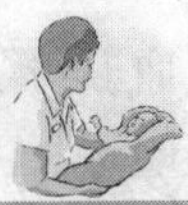

孕妇皮肤变化的防治

由于妊娠期内分泌激素的影响，皮肤中的毛细血管扩张，血流量增加，皮肤的温度升高，颜色加深，同时皮下组织的液体增多，使皮肤看上去很滋润。但激素也刺激了黑色素细胞，使其产生了更多的黑色，出现色素沉着，乳晕、外阴、腋窝、腹中线等处皮肤颜色变黑。

有的孕妇在怀孕第 5 个月时，在下腹部可出现妊娠纹。这是由于下腹部的皮肤过于伸展，其表面出现了粉红色或紫红色的裂纹。分娩后这种裂纹会逐渐模糊不清，但不会完全消失。其实，这种皮肤变化并非只见于孕妇，有些过于肥胖的人腹部也会出现这种裂纹。

孕妇应经常洗澡以保持皮肤清洁，消除疲劳，心神爽快，促进皮肤的排泄功能，要经常更换内衣。

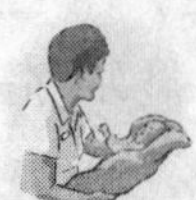

防治孕妇眩晕昏迷

眩晕是一种运动性幻觉，孕妇感到自身或周围景物发生旋转。昏迷是急起而短暂的意识丧失，孕妇突然全身无力，不能随意活动而跌倒。二者常发生于妊娠早期由于主要发生在变换体位和长久站立之后。妊娠期，体内激素的变化和自主神经功能的改变，使血管神经调节功能不稳定，在长久站立或体位改变时，不能迅速调节血管阻力，致使回心血量不足，心排血量减少，血压骤降，引起脑缺血，表现为眩晕和昏迷。应注意不要久站不动，也不要突然改变体位。如果出现眩晕或昏迷需立即休息，频繁出现眩晕或昏迷应及时住院检查。

防治孕妇烧心

烧心是由胃酸过多引起的。其原因如下：一是有慢性病，如胃溃疡、慢性胃炎、消化不良；二是由于摄入过多刺激性食物，如辣椒、葱、姜、蒜、醋、油等。所以，孕妇要针对原因进行治疗，或使饮食有规律，或减少食用刺激性食物，在医生指导下服用一些抗酸药物。

防治孕妇腰痛

随着胎儿不断发育长大，孕妇到了妊娠中后期，为了使重心前移的身体保持平衡，不得不使头部和肩部向后倾斜、腰向前挺，使背部肌肉处于一种不自然的紧张状态，这样就增加了腰部的负担。如果孕妇平时缺少锻炼，腰肌张力差，就容易腰酸背痛。

经常洗热水澡可改善腰部血液循环，减轻腰部疼痛。轻轻按摩腰部，对减轻腰部疼痛也有很好的作用，不要长时间处于一种姿态，行走站立都不宜过久，注意休息，这对减轻腰肌紧张和负担都是有益的。

防治孕妇静脉曲张

妊娠晚期，由于下肢的静脉受子宫压迫，血液难以返回心脏，孕妇的腿、外阴、腹部及乳房等部位的静脉呈青色凸鼓出来，这叫静脉曲张。孕妇要注意不要碰撞静脉曲张部位，以免受伤出血。另外，不要长时间站立和盘腿打坐，睡觉时用垫子抬高脚，不穿过紧内衣。这都可缓解静脉曲张。

防治孕妇肾结石

肾结石是一种痛苦的肾脏疾病，在女性怀孕阶段发生率比较高，尤其多在右侧肾发生病变。女性怀孕后输尿管会发生一定程度的扩张、积水、尿流减慢。妊娠时的妇女内分泌功能发生很大变化，这些变化引起肾盂和输尿管的正常排尿功能异常，表现为收缩蠕动作用减慢、淤滞或通畅性降低，会诱发肾结石。

孕妇每天要保持适量的运动，以预防肾结石的形成，这样既能促进肾盂、输尿管的蠕动，又能经常改变体位，防止子宫持久地压迫尿道。

其次，孕妇不要偏食，尤其不要过多地食用某些诱发肾结石的食物，如动物内脏、可可、咖啡、甘薯、菠菜等。还要多饮水，特别是夜间要尽量喝水，以增加尿量，促进输尿管蠕动，防止尿液浓缩而形成结石。

防治肾盂肾炎

急性肾盂肾炎起病急骤，表现为发热、腰痛、尿痛、尿频、尿急等，腰胁肋脊角有叩击痛。小便检查可见大量脓细胞，有尿蛋白及红细胞，但一般不多，尿培养可发现致病病菌，血液中白细胞增多。

慢性肾盂肾炎大多因急性肾炎反复发作而致，或急性期迁延而演变成慢性，症状一般较轻，但肾可受到损害，严重时发生肾衰竭（尿毒症）。

怀孕以后，输尿管壁松弛，管腔扩大，蠕动力降低，排尿迟缓，造成一定程度的尿潴留，有利于细菌繁殖；妊娠时子宫常向右旋转，压迫右侧输尿管，使肾盂积水，细菌易繁殖。

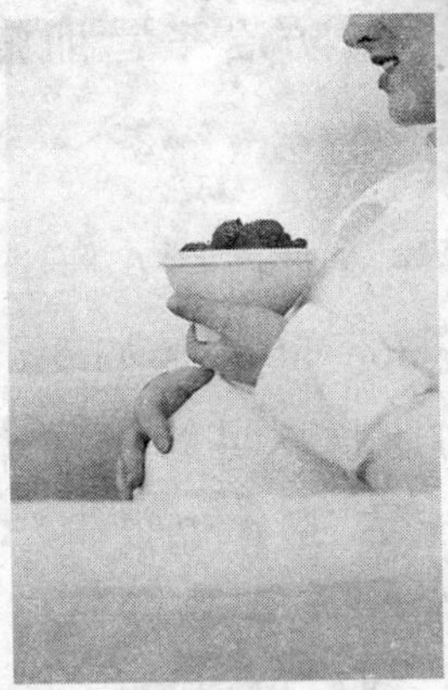

孕妇生病时，一定要谨慎用药

细菌从尿道外口侵入，上行至膀胱，再沿输尿管上行感染肾盂，而急性肾盂肾炎也就成为妊娠期较为常见的一种并发症。孕妇患急性肾盂肾炎时，产生的高热可引起流产及早产。

如治疗不及时、不彻底，反复发作，可使胎儿宫内发育迟缓、早产、先天性畸形及死胎。

因此，孕妇一有尿频、尿急、尿痛、腰痛、发热等症状，应立即到医院检查。确诊以后，要积极、彻底地治疗（用消炎抗菌药物），并卧床休息、多饮水。至症状消失且尿液检查正常3～5天后停药。

只要孕妇注意以下四点，肾盂肾炎是可以预防的。

① 保持外阴部的清洁。

② 多饮水、勤排尿，可冲洗尿道，减少尿道内细菌。

③ 妊娠后期多取左侧卧位，以减轻子宫对右侧输尿管的压迫。

④ 及时治疗其他部位的感染，如扁桃体炎等。

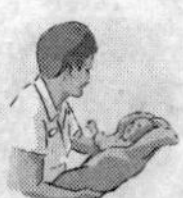

防治子宫肌瘤

子宫肌瘤是女性生殖器官中最常见的良性肿瘤，多发于30～50岁的妇女。子宫内有多个大小不等、部位不同的肌瘤。尽管发病率比较高，但一般发展比较缓慢（指非孕时），也很少恶变，而且在绝经期以后可以自行萎缩。子宫肌瘤的确切病因尚不明了，可能与雌激素过多和长期刺激有关。妊娠时期雌激素水平增高，肌瘤多迅速增大。

子宫肌瘤可分为两大类，即子宫肌瘤和子宫颈肌瘤。肌瘤开始生长在子宫肌壁，随着肌瘤的增大及与子宫肌壁的关系不同，有肌壁间肌瘤、浆膜下肌瘤、黏膜下肌瘤、阔韧带肌瘤等几种类型。子宫肌瘤的症状与肌瘤的大小、个数不成比例，但与生长部位关系密切，一般表现为月经过多、经期延长、下肢出现肿块、压迫症状（尿频、便秘或腰酸背痛）、疼痛、血性或脓性的白带等。

由于子宫肌瘤妨碍受精卵着床，或压迫输卵管入口妨碍精子进入输卵管，约有 1/3 的子宫肌瘤患者出现不孕症。患子宫肌瘤的妇女一旦受孕，肌瘤可能妨碍胚胎和胎儿的发育，引起流产或早产；影响胎儿的活动，引起胎位不正；可能因肌瘤血管壁缺氧、破损，血红蛋白从血管渗入肌瘤组织中而产生“红色变性”，表现为剧烈腹痛、恶心、呕吐、发热、脉搏加快和白细胞增多等；可能阻塞产道，引起难产；还可能妨碍子宫肌纤维的收缩，在分娩时引起子宫收缩乏力，导致胎盘残留和产后出血等。

合并子宫肌瘤而妊娠足月者也不少见。一般来说，小的子宫肌瘤合并妊娠，有时感觉不到症状，甚至在整个妊娠期间或分娩后，均觉察不到肌瘤的存在。所以，女性怀孕以后，患子宫肌瘤常易被忽略。其实子宫肌瘤在整个妊娠期可逐渐增大，特别是在头 4 个月生长较快，通过 B 型超声波检查，一般不难诊断。

对于妊娠合并子宫肌瘤，如肌瘤不妨碍妊娠分娩，又无明显症状，而且患者希望继续妊娠，可暂不处理，但孕妇应定期检查，预防早产等。小的肌间壁肌瘤和浆膜下肌瘤一般对妊娠分娩影响不大，能顺利从阴道分娩，但要注意产后胎盘滞留和产后出血等合并症。阴道分娩有困难的，如胎位不正或产道阻塞，必须进行剖宫产，并根据具体情况，同时行肌瘤剔出术或子宫切除术。如发生“红色变性”应终止妊娠，切除子宫。

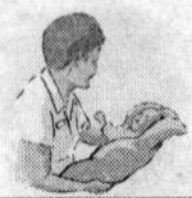

防治糖尿病

糖尿病是胰岛素缺乏引起的内分泌系统疾病，表现为血糖过高、尿中出现葡萄糖，典型症状是“三多一少”——多尿、多饮、多食、体重减少。糖尿病本身的病变过程比较复杂，并发症很多，糖尿病人如果怀孕，不仅会出现较多的并发症，而且可对胎儿产生不良影响。对孕妇的不良影响主要体现在以下几方面：

（1）死胎、死产及早产发生率高。

（2）畸形胎儿发生率高，高达6%～10%，为正常孕妇的3倍以上，而病程长或有血管病变的糖尿病女性怀孕后，胎儿畸形率可高达20%左右。

（3）新生儿死亡率高。

（4）胎儿过大，出生时体重可达4千克以上。这是由于母体高血糖能刺激胎儿胰岛B细胞分泌出较多的胰岛素，促使胎儿体重、体积增长过快，易造成难产。

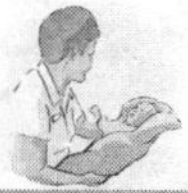

防治泌尿系统感染

泌尿系统感染是妊娠期最常见的伴发病之一。临床症状轻重不等，由最常见较轻的无症状泌菌尿症到膀胱炎、急性肾盂肾炎。

病原菌以大肠杆菌为多见。妊娠后由于激素影响导致输尿管张力减低、蠕动减弱；增大的子宫及卵巢静脉充盈，使输尿管在骨盆边缘处于受压迫状态，产生部分梗阻及扩张，导致尿潴留。大肠杆菌存在于肠道中，并能黏附在泌尿道上皮细胞上而不易被尿流冲走，在尿潴留的基础上，易导致泌尿系感染。亦可通过淋巴系统、血液或自尿路上行感染发病。

轻型尿路感染，一般无临床症状，尿常规也正常。发展到膀胱炎，则出现尿频、尿急、尿痛甚至尿血等。发生急性肾盂肾炎时，则有寒战、高热、肾区疼痛及叩痛，右侧居多，亦可为双侧，可有排尿困难或血尿，并伴有恶心、呕吐，尿检有成堆白细胞及细菌，少数可并发菌血症、感染性休克及肾功能低下等。产生的高热可引发早产或死胎，血压增高等。

主要用抗菌药物及支持疗法治疗，治疗应彻底。

孕妇为预防泌尿系感染，要注意卫生习惯。每日清洁外阴，更换内裤，保持大便通畅，排便后手纸应由前向后擦大便，减少肠道细菌污染阴道及尿道的机会。医护人员给孕妇进行外阴、阴道操作或导尿时，要无菌操作。

防治阴道流血

在妊娠 12 周（3 个月以前）内发生的阴道流血，叫妊娠早期阴道流血。早孕阶段发生阴道流血，首先要想到流产。若有停经史，或有过不规则的阴道流血，并伴有小腹阵痛或腰痛，就要考虑流产的可能性。其次，还应考虑宫外孕、葡萄胎、宫颈炎症等。凡是妊娠早期阴道流血的孕妇，都应及时到医院就诊，确诊后进行治疗。

孕妇下肢浮肿的处理

为了满足胎儿生长发育的需要，孕妇的血浆和组织间液体增多，如果劳累、行走和站立时间过长，下肢容易浮肿。

特别是到了妊娠后期，子宫逐渐增大，压迫下肢静脉，使下肢静脉血液回流受阻，下肢更容易发生浮肿。

一般经卧床休息后，这种浮肿大多能自行消退，如经卧床休息后仍不能消退的，称为妊娠水肿。妊娠水肿又分显性水肿和隐性水肿。

若孕妇下肢皮肤发亮、弹性减低，用手指按压后出现凹陷，叫做显性水肿；有些孕妇体表无明显水肿，液体潴留在各器官的间隙中，体重增长很快，每周超过0.5千克，这类水肿叫做隐性水肿。

妊娠期出现的水肿，是怀孕引起的生理反应，不用害怕，只要注意休息，坐、卧时将双腿抬高，少吃含盐过高的食物，水肿就可以减轻和消失。如果下肢水肿严重，经上述方法治疗仍不见效，或伴有头晕、恶心、呕吐等，则要考虑是否患了其他疾病，需要到医院做进一步的诊治。

防治孕妇小腿抽筋

怀孕后，特别是在妊娠中期，有可能突然出现腓肠肌痉挛致小腿肚子抽筋。发生小腿抽筋时，要按摩小腿肌肉，或慢慢将腿伸直，痉挛可慢慢缓解。为了防止夜晚小腿抽筋，可在睡前用热水洗脚，平时行走不要过多，多吃一些含钙丰富的食品，或口服一段时间的钙片，只要不缺钙，小腿抽筋就会消失。

防治肺结核

怀孕以后，如发现患肺结核，应尽早明确诊断此病的分型，如病情轻，只要积极治疗，对孕妇本身、对胎儿影响都不大。如果肺结核已引起肺功能不全，甚至已影响到心脏而引起心肺功能不良，则缺氧。轻度缺氧，可使胎儿发育迟缓，出生后抵抗力差，体质脆弱，有的还可能在分娩中死亡。重度缺氧，可引起流产或死胎。

因此，如发现孕妇患重症或活动性肺结核，应在妊娠头3个月内做人工流产。如在妊娠中、晚期发现肺结核，不宜终止妊娠，而应采取积极措施治疗肺结核，改善心肺功能。

孕妇肺结核病的治疗，也要尽早治疗、彻底治疗，并加强营养，注意休息。抗结核药联合共用时，要充分考虑药物对胎儿的影响，有无致畸或其他副作用。链霉素、异烟肼、利福平等抗结核药物对胎儿有一定的影响，可能产生先天性耳聋或畸形等，应慎用。

孕妇患活动性肺结核时，分娩后，婴儿应立即接种卡介苗，并与母亲隔离6～8周，避免感染。如母亲病情稳定，没有排菌，可考虑用母乳哺喂。

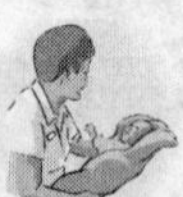

防治孕妇贫血

在妊娠期间，血液总容量增加，而红细胞数增加较少，血液稀释，称为妊娠期生理性贫血。孕期血红蛋白低于110克/升，红细胞数低于3.5×10^{6}/毫升，则为贫血。

在孕期贫血中，缺铁性贫血最为常见。随着胎儿的生长发育，铁的需要量不断增加，孕妇体内贮存的铁首先被动用，如不及时补充，或摄入量低于需要量，就会逐步出现贫血。故在怀孕早期，由于孕妇厌食，早孕反应，孕期食物中缺乏足够的蛋白质、铁、维生素 B_{12}、叶酸等，都会因营养不良而引起贫血。尤其是双胎的孕妇更易发生。

轻度贫血（红细胞在 3.5×10^6/毫升以下，血红蛋白在 110 克/升以下）对妊娠、分娩无大影响，重度贫血（红细胞在 1.5×10^6/毫升以下，血红蛋白在 50 克/升以下）则可能引起早产、死胎，生出的孩子比正常的小，产后容易感染疾病。

预防孕期贫血，整个妊娠期要注意铁和维生素 B_{12} 的摄入，可多食用肝、蛋、瘦肉、豆类、蔬菜及水果等。应定期检查血红蛋白、红细胞数目，发现贫血时要及时治疗，必要时补充铁剂。同时，应加强产前的检查，如发现有引起贫血的各种疾病，以治疗后再妊娠为宜。

防治孕妇血小板减少

血小板起着凝固血液的作用。在怀孕期间如果血小板减少，分娩时就会不停出血，影响健康和生命，而且对于胎儿和新生儿也有影响。

因此，在怀孕后一旦发现血小板减少，就必须注意以下几点：

（1）提前1周住院待产。这样便于医生观察和治疗，为分娩做好准备。如产前血小板过低，可注射丙种球蛋白或输入鲜血、血小板，并使用抗生素预防感染。

（2）向医生讲明病史。血小板减少常常表现出血症状。但某些疾病，如原发性血小板减少，出血症状隐而不发，甚至血小板计数也不减少，但体内的抗血小板抗体却仍然可以产生，并进入胎儿体内。如果孕妇有这类情况，应如实向医生说明，以得到及时有效地治疗。如从产前两周口服泼尼松，不仅可以提高血小板数量，减少分娩时的出血量，而且可以阻止胎儿体内的出血倾向。

（3）由于原发性血小板减少，紫癜患者体内的抗血小板抗体可以经乳汁进入婴儿体内，治疗这类疾病的激素药物也能经乳汁进入婴儿体内，影响孩子的正常发育，因此有这类疾病的产妇不应用乳汁喂养婴儿。

（4）避免使用可以破坏血小板的药物和检查手段，如阿司匹林、磺胺类药物，以及X线检查等。

（5）外伤出血和感染等均要消耗大量的血小板，使血小板数量更少，所以应尽量避免外伤和感染。

（6）分娩后还应住院观察一段时间，注意原发病有无变化，有无产后感染，以便及时治疗。医生也会观察新生儿有无出血倾向，并检查孩子的血小板是否正常，注意发育状况。

（7）产后要避孕。一般不要再生第二胎，要根据自己的具体情况接受医生的避孕指导，但一般不宜使用宫内节育器，以防发生宫内感染和出血。

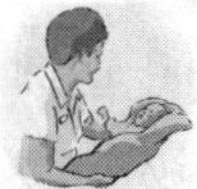

治疗孕妇阑尾炎

孕妇一旦有腹部疼痛等可疑症状时，千万不能大意，应及时到医院检查。

如果确诊为急性阑尾炎，要考虑如何选择治疗方法。妊娠期阑尾切除术较危险，不仅有一般急性阑尾炎手术所具有的危险，还会伤及子宫内的小生命。怀孕早期做阑尾切除术影响不大，妊娠晚期发生的急性阑尾炎，由于阑尾位置变化，离具有保护作用的大网膜较远，感染面不好控制，如不采取手术，极有可能发生腹腔严重感染，不但可危及孕妇的生命，也威胁胎儿的安全。即使手术成功，胎儿出生时的体重也会明显偏低，造成先天发育不良。无论是妊娠早期或晚期发生急性阑尾炎，采取手术治疗是最佳方案。如果妊娠35周以后发生急性阑尾炎，并发生急性腹膜炎，为防止脓毒症引起胎儿死亡，不妨同时施行剖宫产。

妊娠期进行阑尾切除手术要特别小心，操作要轻柔，减少对子宫的干扰。手术切口也不像一般阑尾炎那样采取右下腹部斜切口，而要根据病人的具体情况决定。

手术前后的每一个环节，也要格外注意，如手术前病人的健康指数不佳，应尽快处理，采取各种措施，补充适当水分，防止脱水或酸碱平衡紊乱。绝大多数止痛药，同时具有呼吸抑制作用，且可通过胎盘进入胎儿体内，使用时应慎重，最好是最小有效用量。巴比妥类镇静药虽能在几分钟内透过胎盘，但对胎儿呼吸无明显抑制，可放心使用。手术前常用阿托品抑制腺体分泌，减少心血管神经反射性抑制，防止支气管痉挛，该药对胎儿影响较小，可以应用。

如合并心脏病、高血压或甲状腺功能亢进，可以改用东莨菪碱。而异丙嗪、氯丙嗪等药可进入胎儿体内，有引起畸形的可能，不可随便使用。抗生素如庆大霉素、链霉素、中卡那霉素之类，可对胎儿的听神经和肾功能造成伤害，不宜应用。

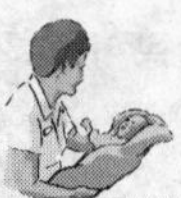

防治肠道病毒感染

肠道病毒感染很常见，以夏秋季节最为多见。常见病毒血清型为柯萨奇病毒 A 型、B 型及埃可病毒。传播途径为呼吸道和消化道。

柯萨奇病毒感染在妊娠期可引起非麻痹性脊髓灰质病变及心脏病变，并致胎儿感染和畸形。母婴传播途径包括胎盘传播、阴道分娩时接触母体分泌物或血液传染及呼吸道、消化道传染。此病毒耐酸，对理化因素抵抗力强，一般消毒措施效果差。妊娠期对母儿的影响主要有：一是柯萨奇病毒 A 型可引起新生儿感染，表现为胃肠炎和腹泻；二是柯萨奇病毒 B 型感染可致先天性心脏病及其他畸形，如尿道下裂、消化道畸形及死胎，引起流产。

严重的柯萨奇病毒B型感染多发生于产后10天内。国内有报道婴儿室发生感染流行，短期内数名婴儿死亡，应引起重视。

埃可病毒感染与风疹相似，孕妇感染以发热和下腹痛为特征，但很少引起胎儿畸形。孕晚期感染可致死胎，新生儿感染可致死亡或神经系统后遗症。新生儿严重感染在产后7天内发病，表现为脑膜炎、肺炎、心肌炎和肝炎。

以上病毒感染，无特殊的治疗药物，主要是加强预防，隔离传染源，流行时节加强病室空气消毒，发现并治疗隐匿性感染。

如何防治妊娠中毒症

发生妊娠中毒症的确切原因，目前尚不十分明确，有子宫胎盘缺血、家族遗传因素、免疫学说、血流动力学的改变、血液黏稠度的改变等。子宫胎盘缺血可能是引起妊娠期中毒症的重要原因。因为妊娠期中毒症多见于初产妇、多胎妊娠、羊水过多、葡萄胎或伴有慢性血管及肾脏疾病的患者。其次血管反应性增强也可能是产生妊娠中毒的原因。

妊娠中毒症，可分为妊娠前期中毒症和妊娠中、后期中毒症，其症状大不相同。所谓的妊娠中毒症，就是指妊娠中、后期的中毒现象。

罹患妊娠中毒症的孕妇一般在3‰左右。若孕妇不知自己的病症，未接受治疗，就会影响胎儿的发育，严重时母体也受到影响，所以妊娠时有异常现象时，应该特别注意这种类型的疾病。

患妊娠中毒症的孕妇，如果立刻治疗，大部分都可平安地生下健康的婴儿，而且分娩后也不会留下肾脏方面的后遗症。若没有接受妊娠检查，轻者会在分娩后留下肾脏方面的器质性病变，重者死亡。有时母体也会产生突发性痉挛而致死亡。

1. 妊娠中毒症的原因

有学者认为，妊娠中毒症是由胎盘内的特殊物质与母体的特异体质引起的，原因至今仍未能确定。这种症状只发生在妊娠期间，一切症状都会随着妊娠的终止而结束，如果加以适当的处理和治疗，就可完全治愈。

2. 妊娠中毒症的症状

妊娠中毒症的症状很多，一般是出现浮肿、蛋白尿、高血压等。这些症状都是由于肾脏机能衰弱而引起的。妊娠中毒症症状严重时，头部会感到不舒服，与目眩症一并出现，若继续恶化可能会导致全身性的癫痫，进而引起痉挛，意识也变得模糊或完全丧失，这种现象与脑出血患者的症状极其相似。

痉挛现象会发作1次，也可能反复发作好几次，更严重的患者，会在意识不清的情况下死亡。妊娠中毒症患者必须依照医师的指导治疗肾脏疾病。在分娩1个月后，让罹患妊娠中毒症的产妇接受检查时，会发现有30%～40%的人没有完全治好。肾脏机能受到损害时，若不加以治疗，再次怀孕时，肾脏机能就会继续恶化，即使以后不再怀孕，也会终生患肾脏疾病。肾脏是排泄身体中废物的重要器官，因此肾脏有毛病时，身体中的废物就无法顺利地排出体外，一直蓄积在体内，因而越积越多，引起尿毒症。

用手指头自筋骨的上方向下压，如有凹的痕迹，就是浮肿。从皮肤凹陷的程度就可了解浮肿是否严重，若浮肿情况严重，在脸上和身体上都会有浮肿现象。如体重在一定的时期内突然增加，这种现象往往因身体中的水分蓄积得太多，是皮下浮肿的征兆之一。

在妊娠中，一般孕妇都有或多或少的脚部浮肿现象，其原因系妊娠中随着子宫的扩大，骨盆淤血，流动到脚部的血液容易停滞等，这种现象在白天工作的时候特别明显，即使没有妊娠中毒的孕妇，也会看到浮肿的现象。正常情况下，经过躺卧一晚之后，下腹部的血管所受的压迫就会减轻，因此早晨起床时，浮肿现象一定比前一晚减轻。孕妇在早晨起床后，如果未见浮肿现象减轻，就可能患有妊娠中毒症，应该积极接受检查。

3. 妊娠中毒症的治疗

妊娠中毒症的治疗重点在于保持安静和食疗法，其次才是药物疗法。关于食疗的主要食谱和内容，依病情的严重程度而有所不同，但原则上要控制食盐与水分的摄入量，并摄入含有高蛋白质、低热量的食品。

如何治疗孕妇痔疮

孕妇容易发生痔疮，是因为生理的原因。由于子宫的增大，对直肠压力的增加，阻碍了直肠的血液循环，使直肠末端（即肛门内）静脉扩张淤血，如果孕妇饮食调养不当，出现便秘，就容易引发痔疮。

为了尽可能地防止痔疮发生，在怀孕期间应少吃或不吃辣椒、胡椒等辛辣食品，多吃一些蔬菜和高纤维的食物。如果出现便秘，可用开水泡肉苁蓉，每次5克，睡前饮服。另外，蜂蜜、香蕉具有很好的润肠通便作用，可经常食用。

孕妇发生便秘时，切不可擅自使用开塞露、大黄、番泻叶等泻药，以免诱发子宫收缩，引起早产。

第七章　产妇营养小知识

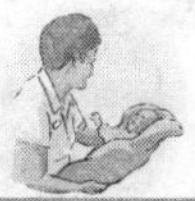

产妇要多吃蔬菜和水果

在一些地区，流行着一种的错误认识，即坐月子不能吃蔬菜、水果，这种说法毫无科学依据。

产后由于哺乳的需要，各种维生素的需要量比平时增加 1 倍以上，其中维生素 C 每日需要量为 150 毫克。

因为维生素 C 可以保持血管壁和结缔组织健康致密，减低脆性，并有止血和促进伤口愈合的作用。维生素 C 在新鲜蔬菜和水果中含量很丰富。如蔬菜中的油菜、苋菜、卷心菜、白菜、菠菜、白萝卜，水果中的柑橘、荔枝、鲜枣、猕猴桃、刺梨等。

人体内能保持一定数量的维生素 C，但不能久存，过量则从尿中排出，所以必须不断摄入。

蔬菜和水果还含有较多的食物纤维，食物纤维不能被人体直接消化、吸收，但它吸水性强，在肠胃内体积增大，可促进肠胃蠕动，有利于排便畅通，并且能防止废物在肠道存留过久。

蔬菜如芹菜、油菜、萝卜、白薯，水果如柑橘、柿子、菠萝等，都含有丰富的食物纤维。如果每天吃750克的蔬菜和水果，可得到8～12克的食物纤维，即可满足身体的需要。产妇在“月子里”吃些蔬菜、水果，增加了营养，对产妇的身体恢复和婴儿生长发育大有益处。

产妇吃鸡蛋并非越多越好

我国有“坐月子”吃鸡蛋的习惯，认为鸡蛋吃得多，产妇的营养就补充得多，身体就恢复得快。产妇吃鸡蛋滋补身体，是有一定科学道理的，但也并非越多越好，吃鸡蛋过多是有害的。吃鸡蛋过多，首先增加胃肠的负担，会造成消化不良，影响产妇的食欲。第二可使产妇营养过剩，造成产后肥胖。第三容易引起大便干燥，诱发痔疮。第四产妇因腹部胀满，会造成头晕乏力，口臭、牙龈出血，甚至出现荨麻疹等疾病。所以说多吃鸡蛋是有害的。一个产妇，每天吃3～4个鸡蛋就足够了。满月后，每天吃两个鸡蛋比较合适。

产妇宜多吃小米粥

小米的营养优于精粉和大米。同等质量的小米含铁比大米高1倍，维生素 B_1 比大米高1.5～3.5倍，维生素

B_2 比大米高 1 倍，纤维素含量比大米高 2～7 倍。小米每 100 克含蛋白质 9.7 克，脂肪 3.5 克，碳水化合物 72.8 克，钙 29 毫克，维生素 $B_2$0.12 毫克等。产妇适量吃小米粥，能恢复体力，刺激肠蠕动，增进食欲。同时，对母婴健脑大有好处。《本草纲目》认为，喝小米汤（粥）“可增强小肠功能，有养心安神之效”。要注意的是小米不宜太稀薄，在产后也不能完全以小米为主食，以免缺乏其他营养。

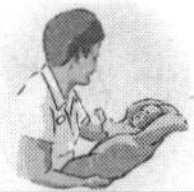

剖宫产术后的产妇吃什么好

目前，选择剖宫产的妇女很多，但是需要注意的是，剖宫产术后的产妇，消耗体力大，术后配合饮食调理能促使产妇恢复健康。

剖宫产术后 6 小时内，产妇应平卧，禁食，目的是减少腹胀。若术后胃肠功能已恢复（约在术后 24 小时），第 1 天可以进食流质食物，但忌用牛奶、豆浆、鸡蛋等胀气食品，最好饮用萝卜汤，既能促进胃肠蠕动，又能促使排气、通便，减少腹胀。情况好转可改用半流质食物如稀粥、面条等。当产妇排气后就可以像正常产妇一样进食了，但要注意食物不要太油腻，要多吃蔬菜，以保持营养均衡，使大便畅通。为了促进伤口愈合，产妇应多吃些高蛋白的食物，如鱼汤，特别是乌鱼汤。

产妇乳汁充裕的饮食方法

新生的婴儿能够健康成长，关键在于母亲的乳汁是否充裕，营养是否充足。因此乳母多吃营养丰富的食物，必须有足够的糖类和水，多吃一些含有丰富蛋白质和脂肪的肉汤、排骨汤、鱼汤、蛋类等以及含有丰富的维生素和无机盐的水果、蔬菜。营养丰富，乳汁就充足。

另外，哺乳期女性一般不要吃香料、腌菜、油腻食物，也不要喝酒。哺乳期女性的乳汁分泌量与心情有关。心情舒畅、愉快、避免生气、焦虑，尽可能不要过于忧虑和心情焦躁，这些情绪上的刺激也影响乳汁分泌。还要注意休息和睡眠，不可过于疲劳。

婴儿勤吸吮乳汁，吸吮是最好的增奶刺激。吸吮的越多，泌乳越多。

以上从饮食、心情、休息以及婴儿吸吮等方面的做法，都有益于产妇多下乳汁喂养新生儿。

农村实用催乳食谱

（1）鲫鱼汤：鲜鲫鱼 1 条，去鳞、鳃除内脏，加黄豆芽 60 克（或通草 60 克）煮汤，每天两次，连服 3～5 天。

（2）鲤鱼粥：鲜活鲤鱼 1 条，去鳞、鳃除内脏后切成小块，与大米或小米一起煮粥。粥内不放盐。若用鲤鱼 1 条煮汤，可放少许酱油，吃肉喝汤，有较好催乳效果。

（3）猪蹄通草汤：猪蹄 1 只，通草 3 克，加适量的水，放入沙锅内煮 1～2 小时，将汤盛入小碗中，分两次喝完。每天一只猪蹄，连服 3～5 天。

（4）丝瓜仁鲢鱼汤：丝瓜仁 50 克，鲜鲢鱼 1 条，共同煮汤，熟后吃鱼喝汤，可放些酱油，不放盐，一次吃完。每天服一次，连服三天。

（5）清炖肘子：猪肘子 1 只，当归、王不留行各 1 分。三者按 100∶2∶2 比例，用清水小火炖至烂熟，吃肉喝汤。

（6）黄花菜炖瘦肉：干黄花菜 25 克、猪瘦肉 250 克，煮或炖至熟烂后做菜佐餐。

（7）花生大米粥：生花生米 100 克、大米 200 克，将花生米捣烂后放入淘净的大米中煮粥，粥分两次喝完，连服三天。

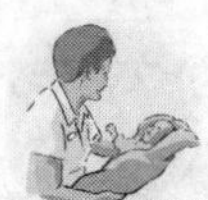

产妇乳汁偏少可用食补方法

产妇经历了分娩这一紧张、痛苦、消耗体力的过程，身体非常虚弱。产后 2～3 天，乳腺开始分泌乳汁。要使产后乳汁分泌充足，要靠产妇增加营养，同时也可以采用一些食疗方。

下列食疗方可在产后 1 周左右选用。

(1) 清炖乌骨鸡：乌骨鸡肉1000克，洗净切碎与葱、姜、盐、黄酒等拌匀，党参15克、黄芪25克、枸杞15克，隔水蒸20分钟即成。适用于产后虚弱，泌乳不足。

(2) 芪肝汤：猪肝500克，切片洗净，加黄芪60克，放入锅内加水适量同煮。烧沸后加黄酒、精盐等调料，用小火煮30分钟即成。适用于气血不足之少乳者。

(3) 花生炖猪爪：猪爪两个，洗净，用刀划口，花生200克同放锅内，加入适量精盐、葱、姜、黄酒和清水，用旺火烧沸后，再转用小火煮至烂熟即成。适用于阴虚少乳者。

(4) 母鸡炖山药：母鸡1只，收拾干净，将黄芪30克、党参15克、山药15克、红枣15克，置入鸡腹内，浇上黄酒50克，隔水蒸熟即成，1～2天内食完。适用于脾胃虚弱少乳者。

(5) 煸炒黄花猪腰：猪肾500克，剖开，去筋膜臊腺，洗净切块。起油锅，烧至九成熟时，放入姜、葱、蒜及腰块爆炒片刻。待猪腰熟透变色时，加入黄花菜50克和适量精盐、白糖，煸炒片刻，加水、湿淀粉勾芡，再加入味精即成。具有补肾通乳的功效。

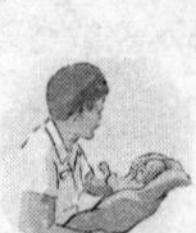

产妇在坐月子时应忌的食物

(1) 产妇在月子里应忌食辛辣等刺激性食物，如韭菜、大蒜、蒜苔、辣椒、茴香、胡椒等。因这类食物会刺激胃肠，还可引发内热，上火，引起口舌生疮、大便秘结或痔疮发作，婴儿吃奶后会引起口腔炎、流口水等病。所以辛辣之品要忌食，少许做为调料，还是可以适量食用的。

（2）产妇身体虚弱，胃肠功能低下，加之活动量少，消化功能低下。如吃些生冷、坚硬食物易损伤脾胃，影响消化功能，生冷之物还易淤血滞留，可引起产后腹痛，产后恶露不尽等疾病。如食坚硬之物，还易使牙齿松动疼痛。

（3）忌食过咸的食物。因过咸食物中含盐较多，可引起产妇体内水钠潴留，造成浮肿，并易诱发高血压。但也不可忌盐，因产后尿多，汗多，排出盐分也增多，需要补充一定量的盐。

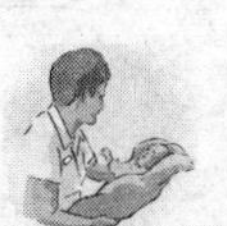

红糖白糖优劣比较

一般产妇产后都喝红糖水。但有时也应喝白糖水。

红糖和白糖都是从甘蔗、甜菜中提取的。红糖是一种葡萄糖、纤维素含量多的糖，具有活血化瘀的作用，对产后子宫收缩，恢复和恶露的排出、乳汁分泌均有一定作用。

由于葡萄糖含量较高，吸收后有利尿功能，利于产妇泌尿系统保持畅通，减少产妇卧床期间引起膀胱尿液潴留，从而防止尿路感染，在产后 10 日内，饮红糖水或在食物中加红糖，有益健康。

可是红糖性湿，在炎热的夏天，如果产妇过长时间食用会使汗液增多，口干舌燥，如伴有产后感染疾病，可出现发热、头晕心悸、阴道流血增多等弊病。因此，红糖虽好，也应根据情况应用。

白糖纯度高，杂质少，性平，有润肺生津的功效。适用于夏季分娩的产妇，或产褥中、后期食用，有发热、出汗较多、手足心潮热、阴道流血淋漓不断、喉干口渴、干咳无痰病症的产妇，就是在寒冷的季节分娩，也可以适当食用白糖。

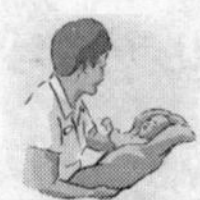

产褥期饮食的注意事项

我国妇女在产后都很注意营养，但在产后1～2天最好吃些清淡而易消化的食物，以后再逐渐增加含有丰富蛋白质、糖类及适量脂肪的食物，如奶、蛋、鸡、鱼、瘦肉、肉汤、排骨汤及豆制品等。此外，还要补充维生素及无机盐，可多吃些新鲜水果和蔬菜等。为了防止便秘，也要吃些粗粮。

产妇每日需要的热能约为12554千焦，其中应包括蛋白质100～200克，相当于每千克体重2克；钙2克、铁15毫克。如果孕妇每日能吃主食500克，肉类或鱼类150～200克，鸡蛋3～6个，豆制品100克，豆浆或牛奶250～500克，新鲜蔬菜500克，每顿饭后吃水果1个（苹果、橘子、香蕉)，基本上就可满足哺乳期的营养需要。

不注意产褥期的营养，将会影响乳汁的质量。这既不利于下一代的生长和发育，也不利于产妇本身的恢复。因此，对产褥期的饮食应予以足够的重视。

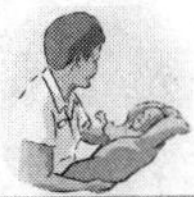

科学安排产后产妇的饮食

产后 5～7 天，因产妇的消化能力弱，应以米粥、软面、鸡蛋汤为主，不要食用过分油腻的食物，如猪蹄、母鸡等。

7 天以后，随着消化能力的恢复，可进热量高、富有营养的食物，如鱼、肉、鸡、包子、水饺等。可以根据个人的口味调节，但不可过饱，在产后 1 个月内可一日多餐。

从医学角度上讲，产后不需要忌口，但要注意，不要食辛辣温燥之物，如辣椒、大蒜、酒、茴香等，以免引起产妇大便秘结或痔疮发作；也不要食生冷坚硬之物，以免损伤脾胃，影响消化功能。

总之产后 1 个月内的饮食以清淡易于消化为主，食物应多样化，少食多餐，荤素菜搭配，粗粮和细粮搭配，动物蛋白与植物蛋白混合食用。只要产后饮食安排得当，就既能使产妇恢复身体，又能使婴儿健康成长。

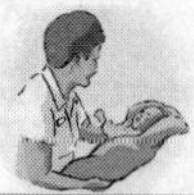

产妇过多的滋补也有害处

妇女在分娩后的产褥期，适当进行营养滋补是必要的，也是有益的，给产妇补充营养，有利于身体的恢复，同时有充足的奶水来哺乳婴儿。

但是有的产妇滋补过量，常常是鸡蛋成筐、水果成箱、罐头成行，顿顿鸡鸭鱼肉，这种大补特补的做法是有害无益的。不但浪费了钱财，而且损害了产妇的健康。这是因为：

（1）产妇滋补过量易导致身体过胖。产妇本来活动就少，再吃得过多过好，身体过胖，会使体内糖和脂肪代谢失调，引发各种疾病。据调查表明，肥胖者冠心病的发病率是正常人的2～5倍，糖尿病的发病率可高出5倍。这对妇女的健康十分不利。

（2）产妇营养太丰富必然会使奶水中脂肪的含量大为增多，如果婴儿胃肠能够吸收，也易造成婴儿肥胖，并易患扁平足一类的疾病；若婴儿胃肠消化能力差，不能充分吸收，则会出现脂肪泻，长期的慢性腹泻，会造成婴儿营养不良，发生各种营养缺乏症。

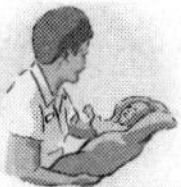

产妇滋补方面的注意事项

1. 产妇在滋补方面应注意的事项

（1）一般来说，产妇分娩后1～3天内，应吃易消化，比较清淡的饭菜，如煮烂的米粥、面条、新鲜蔬菜、鲜瘦肉、鲜鱼、鲜蛋类食物。

（2）产妇在3天以后可吃普通饭菜，适当增加瘦肉、鱼类、青菜、蛋类，这既可以增加营养，又可催乳泌乳，还不会使人发胖。

（3）整个产褥期，副食也要荤素搭配，多吃些青菜，即可保证营养全面，又有利母体恢复和泌乳，要少吃多餐。

（4）产妇要吃些新鲜水果，水果可为人体补充维生素、矿物质和纤维素。

（5）适量控制主食。主食含糖量高，容易使人发胖。

母亲的饮食不仅关系到个人的健康和身体恢复，也会对新生婴儿的健康产生重要的影响。

2. 哺乳期女性的饮食要点

（1）高热量。哺乳期女性所需的热量是惊人的，与男性重体力劳动者相当。每日所需热量高达3000～4000千卡。

如此高的热量单靠碳水化合物是远远不能满足的，需要摄入羊肉、瘦猪肉、牛肉等动物性食品和高热能的坚果类食品，如核桃、花生、芝麻、松子等，此外还可选食紫菜、海带等菌藻类食物，除提供热量外，还富含不饱和脂肪酸，有利于婴儿脑的发育。

（2）高蛋白质。哺乳期女性的蛋白质状况对乳汁分泌能力影响极大。每日泌乳要消耗蛋白质10～15克。6个月内的婴儿对必需氨基酸的消耗量是极大的，为成人的8～12倍，故哺乳期女性的膳食蛋白质的质量是很重要的。如小米、豆类、豆制品、豆浆、瘦猪肉、牛肉、鸡肉、兔肉、鸡蛋、鱼类，这些食品每日必需搭配2～3种。

（3）保证充足的钙等无机盐。泌乳使哺乳期女性每日消耗约300毫克钙，为减少动用母体的储备，必需选含钙多的食物，如牛奶、虾皮、水产等，还需补充钙制剂，如碳酸钙、乳酸钙和骨粉等。

（4）水溶性维生素。脂溶性维生素是基本不能进入乳汁的，而水溶性维生素B、维生素C是可以通过乳腺转移至乳汁中的，但转换率很低，约为50%左右，故哺乳期女性的膳食中B族维生素和维生素C的摄入量要非常充足。

（5）保证充足的水分。哺乳期女性膳食中的水分和乳汁分泌量有密切关系。故哺乳期女性应多食些流质食品，如：骨头汤、猪蹄汤、排骨汤、小米粥等，也可多饮些茶水。

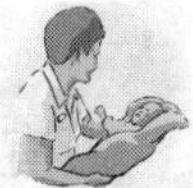

产后恢复身材的饮食法则

产后由于产妇运动少，营养充裕甚至过剩，往往导致身体过于肥胖，影响了体形美观。要想保持体形美，就要劳逸结合，合理安排膳食，保持膳食平衡，生活有规律，适当加以锻炼，保持健康的心情，既可喂养好宝宝，又可以使孕妇的生活丰富多彩。

每一位新妈妈都希望能够在产后快速恢复以往曼妙的身材，可这个愿望并不那么容易实现。应该怎样做？以下 30 个饮食法则会帮助新妈咪尽快实现自己的心愿。

（1）如果不哺乳，可以摄取与怀孕前相同的热量，这样既可以减去身上的赘肉，又可以维持体力。

（2）每天喝两杯牛奶，牛奶中的脂肪含量仅为 3%，喝后容易产生饱腹感，既不易使人发胖，又可使身体得到充足的蛋白质和钙质及大量的维生素 B、维生素 A 等。选用脱脂奶也不失为一种好办法，脱脂奶与全脂奶中的蛋白质含量是一样的，但有助于控制脂肪过多摄入。

（3）选择既有营养又可控制热量的食物，如多选低脂肪及低蛋白的食品，像豆制品、牛奶、鸡肉、鱼等；多选新鲜蔬菜、海藻。如果是同一类的食物，应该选择脂肪少、热能低的品种，如可用鸡肉代替猪肉。

（4）只吃天然食品，少选含人工合成剂以及加工的食品。因为这些食品中往往加入过多的人工色素和化学添加剂，不仅污染母乳，没有多少营养，还会增加肝肾负担，如选择炸薯条就不如选择新鲜马铃薯。

(5) 少吃甜食，包括撒在水果和麦片上的糖，还有蛋糕、饼干、面包、食品派等，都会在不经意之中过多摄取了糖分。

(6) 每天吃五两深绿色蔬菜，深绿色蔬菜中富含膳食纤维、胡萝卜素、维生素C、钙、铁等营养素，如芥蓝、西兰花、豌豆苗、小白菜、空心菜等。最好在餐前吃这些食物，这样可以增加热量消耗。

(7) 每天最少吃三两主食，不吃主食固然可消耗脂肪，但会产生过多代谢废物，对健康不利。主食中最好有一种粗粮，如燕麦、玉米、小米、甘薯、豆子等。这些粗粮富含膳食纤维和B族维生素，吃后让人不容易产生饥饿感，所以不会吃得太多。

(8) 以大吃特吃水果的方式满足食欲大错特错，水果中含糖8%，有时糖含量可达到20%，香蕉中也含有很高的淀粉。因此，每天吃水果的数量也要注意限制。数量最好控制在300克以下（去皮去核后），香蕉不应多于两根。

(9) 吃水果的时机也不可忽视，对于控制过多热量摄取很重要。最好不要在餐后吃水果，正确的做法是在餐前吃水果。这样，等到进正餐时因腹中已有食物，不会太感饥饿。这样就不易过多进食，有助于控制体重。

(10) 多吃新鲜水果，少饮果汁。因为水果的饱腹感要比喝果汁明显。提醒一点，有水果时最好不吃沙拉，水果拌上沙拉酱和糖就会使热量大增。如果有新鲜水果，尽量不去吃干果，干果去掉水分后热量密度直线上升。

（11）经常吃一些需要多咀嚼才能咽下的食物。营养专家认为，人在咀嚼300次时就开始产生饱感，这样也有助于控制进食量。

（12）食物的原料和调味品也应养成定量的好习惯，可在家中备一个小台秤随时称一下，这样可以帮助控制量。

（13）有些食物虽然从表面上看并不含有糖分，如沙拉酱、热狗、汉堡包、罐头及一些冷冻蔬菜，但其中会含有蔗糖、葡萄糖、蜂蜜或玉米糖，进食时应留心看包装上的标注，以免吃进去很多糖分。

（14）少吃煎炸食品，如果煎炸一定要在食品外面挂浆，挂浆要薄，以减少吸油。同时注意控制进食过多动物油，即使是植物油也要限量，最好选用新型食油，如橄榄油、玉米油等。

（15）注意避免炒菜时间过长，以免水分流失。最好让菜肴保留较多的水分，这样可以增加菜肴的体积，能够起到更好的饱腹作用。

（16）注意控制做菜的用油量，最好选择清蒸、煮、烩、氽、熬、拌等省油的方法，使每天的烹调油用量不超过30克。

（17）煲汤时要注意将漂在汤上面的油撇去。如果每顿饭离不开汤最好煲清汤，不要做浓汤，浓汤含有更高的热量。

(18) 不要拒吃马铃薯，马铃薯中虽然含有不少淀粉，但大部分是水分，约占总量70%，重要的是含有大量能够产生饱腹感的纤维。因此，用马铃薯代替主食且具有减肥效果。

(19) 可以用马铃薯代替主食，但不要把它当作蔬菜。因为，马铃薯的热量虽然比主食要少，可比起蔬菜来却是大得多。人们在进餐时也总习惯于菜吃得多，如果把马铃薯当菜吃，同时又不注意减少主食量，容易摄入过多热量。

(20) 每天清晨起床后先喝一些温开水，这样有助于降低食欲，减少进食量，如果坚持在三餐前都饮用温开水会有更好的效果。

(21) 不可饮水过量，以饮用后不觉胃胀、不感恶心或不影响食欲为好，不然反而诱发饥饿感，增加进食量。

(22) 一日三餐要定时、定量，注意营养均衡。不要吃得过饱，三餐进食要均匀，并进餐时要有科学顺序，如可在餐前先上汤，先吃体积大、热能低的清淡食物和蔬菜。

(23) 进餐过程中要专心致志、细嚼慢咽，咀嚼时手不要碰别的食物。餐后刷牙漱口。

(24) 注意远离食物的诱惑，如把食物放在看不见或不容易拿取的地方。

(25) 不要怕发胖，一天吃两顿或一顿，甚至一天不吃饭；或遇到爱吃的食物就多吃，下一顿再少吃，没有爱吃的食物就不吃。身体不能充分利用食物燃烧释放的热量，而是将过多热量储存起来。由此增加摄食量，反易使脂肪堆积在皮下。

（26）进餐时最好不喝饮料，应注意少喝饮料。不节制饮用使人会长胖。特别想喝时，可以喝一些低热量或无热量的新型甜味饮品。

（27）做够量的食物，盛饭之后再去掉一点，避免克制不了欲望而过多进食。

（28）水果、蔬菜、纯谷类食物热量密度较低，动物性蛋白质及脂肪类食物热量密度较高。加工的谷物食品尤其是干燥加工食品，如饼干、面包、干果等热量密度也相当高。在烹调时注意降低食谱的热量密度，如炒香肠时可加些蔬菜。这样，在吃好吃饱地同时又可降低总热量摄入。

（29）低热量的食物通常不耐饿，常在饭后 2～3 小时便会产生饥饿感。可在正餐之间加些低热量的小零食，如小萝卜条、芹菜条等来充饥，这样不会使人增肥。

（30）无论是否哺乳，按时称体重是了解热量摄取是否偏高或偏低的最佳方法。如果没有达到理想效果，随时调整饮食上的热量摄取。

第八章　新生儿科学哺乳喂养

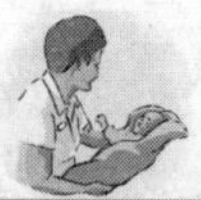

新生婴儿母乳喂养知识

上班期间如何继续进行母乳喂养？

许多单位为了让孕产妇充分休息以便更好地照顾孩子，允许休假3～5个月，这样可保证对新生儿实行母乳喂养。如果上班时，婴儿还不满4个月，那么应该和单位的领导协商，安排休息时间给孩子喂奶，以保证母乳喂养能在4个月以上。对4个月以上的婴儿，可开始逐渐添加辅食，可利用早、中、晚、入睡前给孩子喂4～5次奶。

以后根据孩子的饮食能力，适当减少每天喂奶次数，直到孩子1岁半至两岁时才可考虑断奶。一定不要因母乳喂养困难，而过早断奶。

母亲感冒时能给婴儿喂奶吗？

患感冒或其他疾病时，可以继续喂奶。不过母亲在喂奶时要戴好口罩，不要对着婴儿打喷嚏。同时不要服用对婴儿有影响的药物，在服药之前最好看看科普类书籍，或向医生请教。

孕妇分娩至产后 6 个月称为哺乳期。此期妇女习惯上也称为乳母，其处于调节自己的身体、提高抵抗力、对外界环境有应激能力的阶段，同时要将营养通过乳汁输送给婴儿，维持婴儿的生命和生长发育需要。

1. 哺乳期的生理特点

(1) 泌乳活动

乳汁是婴儿最理想的食物，能满足婴儿生长发育需要。乳汁的成分是恒定的，泌乳量的多少则与乳母的营养状况有直接的关系，产后两个月泌乳量逐渐增加，9 个月逐渐减少，一般乳母平均每日可分泌 88～1000 毫升乳汁。

(2) 基础代谢率增高

乳母的基础代谢率比未哺乳的妇女要高出 20%，每日泌乳活动所消耗的热能约 700 千卡，乳母每日约额外增加 1000 千卡热能，处于基础代谢的活跃阶段。

(3) 动用机体储备补充乳汁

为维持乳汁成分的恒定，不论乳母膳食供给量如何也一定要保证乳汁质量，因此势必动用乳母在肝脏、骨骼及其他器官中所储存的营养素。乳母每日通过泌乳要损失约 300 毫克钙。若如此时膳食供应不足，则要从乳母的牙齿、骨骼组织储备中摄取，以维持乳汁成分的平衡，这样 3 个月就要动用母体钙储存量的 2%，将会造成乳母骨痛、牙齿松动、骨软化症等。又如维生素 A 也要从肝脏中动用，会引起乳母体内维生素 A 的负平衡，而出现夜盲、抵抗力低下、易感染等症状。

2. 营养对泌乳的影响

(1) 乳母营养对泌乳量的影响

影响泌乳的因素很多，其中乳母的饮食、营养状况是影响泌乳的重要因素之一。乳母营养不良将影响乳汁的分泌量及泌乳期的长短。

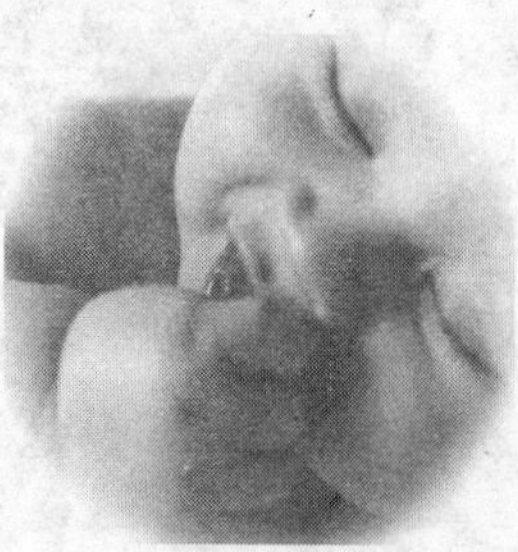

可爱宝贝

正常情况下，乳汁分泌量在产后逐渐增多。一个营养良好的乳母，每日可泌乳 800～1000 毫升。热能摄入很低时，泌乳量可减少到正常的 40%～50%。有人做过调查，某城区乳母（产后 3 个月）平均每日摄入热能 12300 千焦、蛋白质 103 克（优质蛋白质占 52.5%）；某农村乳母（产后 3 个月）平均每日摄入热能 12100 千焦、蛋白质 65 克（优质蛋白质占 24.6%），前者泌乳平均每日 791 毫升，后者泌乳平均每日 451 毫升。

乳母的伙食费用、食欲、每日进食肉量均与乳汁分泌量有关。有的营养良好的产妇为避免发胖，在哺乳期间节制饮食，可使泌乳量迅速减少，而给营养差的乳母补充营养，尤其是热能和蛋白质，可使泌乳量增加。乳母营养对乳量的影响比乳质更敏感，乳母摄入营养素较低尚未影响到乳质时，可先影响到乳量。

(2) 乳母营养对乳汁成分的影响

乳母营养对乳汁成分有一定影响，尤其是摄入营养素量变动较大时影响更明显。

① 蛋白质。一般情况下人乳的蛋白质含量比较恒定。但在膳食中蛋白质质量差、摄入量又严重不足时会影响乳汁中蛋白含量和组成。

② 脂肪。大量研究证实，乳母膳食中脂肪的含量和组成，影响着乳汁中的脂肪含量和组成。脂肪摄入量高时，乳汁中的脂肪含量可达每升45克左右；脂肪摄入低时，乳汁中脂肪含量可降至每升20克左右。

③ 维生素。维生素A在乳汁中的含量与乳母膳食关系密切。乳母膳食中维生素A含量丰富时，则乳汁中也有足够量的维生素A。春季和夏季新鲜蔬菜供应较多，乳汁中维生素A含量也较多。

水溶性维生素，如维生素B_1、维生素B_2、维生素B_6、叶酸、尼克酸和维生素C，在乳汁中的含量直接受乳母膳食的影响。给营养缺乏的乳母补充这些维生素，乳汁中这些维生素含量则相应增加。

乳腺对进入乳汁中维生素的量，都能够自动调节，当乳汁中的维生素含量达到一定水平时，则不会再无限增加。

④ 无机盐。母乳中钙的含量一般比较恒定，膳食中钙供给不足时，首先会动用母体内的钙，以维持乳汁中钙含量的稳定。但乳母膳食中长期缺钙也可致乳钙含量降低。我国乳母膳食中普遍缺钙，其膳食中钙的摄取量很低，仅占推荐供给量的20%～45%，所以母乳中的钙含量明显低于美国乳母乳汁中的钙含量。

乳汁中锌、铜含量随乳母膳食中动物性食物的增加而增加。乳母的硒和碘摄入量越多，其乳汁中的含量也越多。

综上所述，乳母的营养是乳汁分泌的物质基础，直接关系到乳汁分泌的质和量。若乳母膳食中营养素含量不足或缺乏，一般短期内泌乳量不会明显下降，乳汁成分也基本恒定。但乳汁中的成分是通过动用母体储备的营养素，甚至牺牲母体组织来维持的，故会影响母体健康，严重时会出现营养缺乏病症状。一旦乳母营养不良影响到乳汁的质和量，则不能满足婴儿生长发育的需要，可能导致婴儿患营养缺乏性疾病。因此，合理安排乳母膳食，保证充足的营养供给，对于母亲和婴儿的健康是非常重要的。

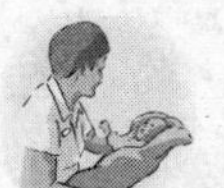

月子里的哺乳的常识——珍贵的初乳

生产 45 天以内的乳汁叫做初乳。初乳含有维生素、蛋白质、矿物质等新生儿必需的多种营养成分。

特别是在初乳中含有大量的抗体，这种抗体对婴儿的被动免疫具有重大的意义。也就是说，婴儿食用初乳，就不容易产生牛奶过敏症和新生流行性腹泻。

在新生儿的血清中只有很少的一点抗体，所以对细菌感染的抵抗力非常弱。但在初乳中存在大量抗体，因此婴儿吃了以后立即吸收进入血液中，获得被动免疫而增强抵抗力。而乳母在此期间，能用自己的力量产生自动免疫的抗体。

另一方面，因为在初乳中含有大量的盐类，能起适度的缓泻剂的作用，使大便排泄顺利。

因此初乳对婴儿是有好处的，所以一定要喂给婴儿。有的医生考虑母亲体力不支，有时喂牛奶给婴儿。但应尽量将初乳喂给婴儿。

只要母子都没有异常，产后 12 小时左右，就可在医生和助产士的指导下开始喂奶。大多数人，最初的一两天乳汁较少。婴儿也不会吸吮，有时含上乳头 1～2 分钟就离开。那是在练习，还应继续让婴儿吸。

过三四天以后，乳汁通畅，婴儿也会吃了，渐渐地走上正轨。但是，无论是母亲还是婴儿都有个体差异，所以要耐心地努力坚持下去。

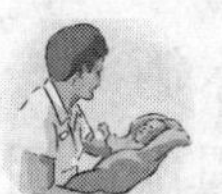

哺乳的次数及时间

在出生后一个月内，只要婴儿愿意吃或哭泣时就喂，所以次数和间隔都不规则。但是，这期间每次都增加一点饮用量，渐渐地就有哺乳的间隔。大体上隔三四个小时一次，每天七八次。

夜间的间隔要比白天长，但在开头几天里也要喂两三次。以后有意识地把间隔延长，再从中减少一次，使婴儿养成习惯，母亲就能从容地休息了。

第一次的哺乳时间，有的只用 1～2 分钟，以后逐渐延长，最终的标准是15～20分钟。如果长达30分钟以上婴儿和母亲都会疲劳。

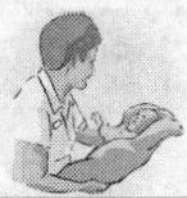

哺乳的正确姿势和方法

正确的哺乳姿势对喂养成功是很关键的。喂奶时，母亲可根据情况选择轻松舒适的体位——坐着或躺着。以盘腿床上或坐在椅子上较好。坐在椅子上喂奶比较舒适，最好在喂哺乳房的同侧置一矮凳，母亲的脚踏在凳子上抬高大腿，这样可以使婴儿的头抬高更靠近乳房。喂哺三个月内的婴儿不宜躺着，以防窒息。

哺乳前，先查看一下尿布是否湿了，如果尿布湿了，婴儿不能好好吃奶，要先更换。接着母亲清洗双手，用消毒棉（2%的硼酸水，在100毫升的热水中溶入满满一茶匙的硼酸调成）或用煮沸棉擦净乳头和乳头周围。用一只手抱起婴儿，婴儿的后背贴着手腕，手托着婴儿屁股，角度在45°左右为宜，使婴儿整个身体靠近母亲，且面向乳房，然后母亲用乳头去触及婴儿的面颊或口周皮肤，使受食反射产生。婴儿吸吮部位正确时，婴儿嘴的及下颏部会聚靠乳房，嘴张得很大，上唇处很少见到，婴儿吸吮动作缓慢而有力，显得轻松愉快，这时妈妈不会感到乳头疼痛，而有阵阵奶汁涌出的感觉。

喂完奶后，用消毒棉擦拭乳头和乳头周围，还有婴儿的嘴周围也要擦拭。

喂完奶将婴儿抱直靠在母亲肩上，轻轻地拍孩子背部，使吸入的空气排出，以防溢乳。如果乳房内有乳汁残留，要挤出。剩下的乳汁如不处理，会造成出奶不畅，还有可能得乳腺炎，所以必须遵守。

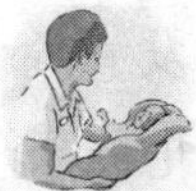

坚持用两侧乳房哺乳

稍大一点的婴儿，在吃奶时，一般两侧乳房都会吸到，而较小的婴儿可能在吃了一侧乳房的奶后就饱了，或仅需从另一侧乳房中吃少量的奶。许多母亲有用一侧乳房喂哺的不良习惯。

经常从一侧乳房中吃奶多，而从另一侧吃得少，“受冷落”的那侧乳房就会“不满”而停止泌乳，导致婴儿在需求量增加后不能充足供奶。

长时间使用一侧乳房哺乳，会造成乳房不对称，影响形体美。

乳腺各小叶是交替分泌乳汁的，所以母亲应该用两侧乳房轮流哺乳。每次哺乳，应尽量让婴儿吸空乳房。若乳汁剩余没有吸完，应轻轻按摩挤出，这样有利于乳腺组织规律性地泌乳，可防止乳房局部乳汁淤积而引起乳腺炎。对于一次不能吸空双侧乳房的婴儿，在哺乳时，双侧乳房轮流着给，如上次从右侧开始，这次则从左侧开始，以保证双侧乳房吸空的机会均等。

用两侧乳房哺乳，一侧一侧地吸空，能保证婴儿从母乳中得到营养丰富的后奶。因为在每次哺乳中，一侧乳房的前、后的成分是有差异的。

开始时的奶是外观带绿色的水样液体，称为前奶，含丰富的蛋白质、乳糖、维生素、无机盐和水；随后的奶外观较白，称为后奶，主要是脂肪，它所提供的能量占乳汁总量的50％以上。前奶和后奶对婴儿生长发育都是必不可少的，一侧一侧地吸空，就能保证婴儿吃到后奶。

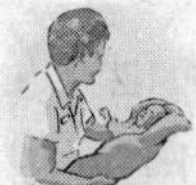

增加母乳的方法

保证孩子健康的因素之一是母乳。母乳里含有多种免疫球蛋白，婴儿吃了可以增加的抵抗力，使他“天生”就能免疫许多病原微生物。

母乳营养丰富，它几乎包含婴儿成长所必需的一切物质。而且，乳汁中各种营养成分的比例配合得也很恰当，容易被消化，也容易被吸收。

孩子偎依在妈妈怀中吃奶，既增强了母子之情，孩子还有一种安全感和幸福感，妈妈也有一种愉悦感，这对母子的身心健康都有好处。

总之，无论从哪方面看，母乳都是婴儿最好的玉液琼浆。

目前，母乳喂养不足的原因有两方面：一方面是许多母亲不愿喂奶；另一方面是有些母亲想喂奶而乳汁不足。那么，该如何增加母乳的数量和质量呢？最好的办法自然是饮食。母亲首先不要怕奶不够，因为哺育后代是人类及所有哺乳动物的本能。只要有信心，母亲心情舒畅、增加营养，特别是让孩子多吸吮乳头，增加喂奶次数和时间，奶就会越下越多。如果母亲希望增加乳汁量，最好的办法是鼓励孩子延长吸吮时间，增加吸吮次数。不应该为节省乳汁而减少喂奶，或以糖水、米糊之类的食品来填饱婴儿的肚子，那样反而会导致乳汁量减少。

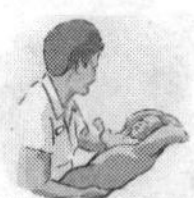

科学哺乳

孕妇在妊娠中、晚期就应做乳房的按摩，尽量多次地向外挤压或拉伸乳头，每天做十几次，同时用温水常擦洗乳头，可防止产后乳头被吸破和吮吸困难，其中有乳头陷没和乳头扁平的人，应从妊娠期就开始医治，让婴儿做吸吮练习的，或用胸部吸器加以纠正。

开始哺乳时，按以下方法保养好母乳可使乳汁通畅，防止乳汁的淤滞，预防乳腺炎。

（1）乳房的清洗。乳头上小伤口感染了，就会引起乳腺炎等疾病。因此，在哺乳时，一定要用肥皂洗手消毒，用硼酸棉擦拭乳头、乳房，要一侧一侧地擦，哺乳后也要把乳头擦干净。

哺乳后要用干净的布把乳房罩上，特别是在乳汁通畅时，溢出的乳汁会弄湿胸罩，要勤换洗。

乳头上长水疱疹或有伤时，应尽早看医生。

（2）继续做乳头的保养和乳房按摩。产后第一天，只限于洗去附着在乳头上的污垢（皮脂）。

做乳房按摩以前，用蒸过的毛巾把乳房全部覆盖，使其温暖，以促进血液循环，乳房发胀得很硬时，用温热的毛巾慢慢地使其温暖。

将乳房上的水汽擦干以后，再开始按摩，每天做一次，两侧各做15分钟左右，要慢慢地周到地做。

（3）让婴儿将乳头含到乳晕部分。

（4）哺乳前稍挤出些乳汁就能正常分泌。

（5）哺乳后要将残留的乳汁挤出，使乳房变空。

（6）睡眠不足和疲劳，精神上的负担也会影响乳汁的分泌，因此要保证充分睡眠和休息，心情不要压抑。有烦恼要和丈夫、家里人、有育儿经验的人、医生等商量，不要一个人愁眉不展。

（7）吃营养价值高的，营养均衡的膳食。

（8）乳头如果有伤，让婴儿吃的话伤势会加重，因此要尽早向医生或助产士请教，暂时中止喂奶，或戴乳头帽（戴在乳头上的乳头形的橡胶工具）后再喂奶。还可以擦软膏等药物。

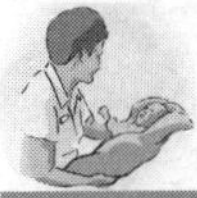

如何判断母乳是否充足

（1）母亲感觉乳房空。

（2）宝宝吃奶时间长，用力吸吮却听不到连续的吞咽声，有时突然放开奶头啼哭不止。

（3）宝宝睡不香甜，吃完奶不久就哭闹，来回转头寻找奶头。

（4）宝宝大小便次数少，量也少。

（5）宝宝体重不增加或增加缓慢。

以上均表明母乳不足。大多数自认为“没有奶”的乳母并非真正母乳不足，应及时查明原因，排除障碍，并采取积极的催奶办法，千万不要放弃母乳喂养。

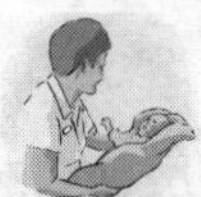

母乳喂养应注意什么

孩子出生后 1～2 小时内，妈妈就要做好抱婴准备。

掌握正确的哺乳姿势，让孩子把乳头乳晕的部分含在口中，孩子吃起来很香甜，孩子吃奶姿势正确，可防止乳头皲裂和不适当的供乳。

纯母乳喂养的孩子，除母乳外不添加任何食品，包括不用喂水，孩子什么时候饿了什么时候吃，纯母乳喂哺最好坚持 6 个月。

孩子出生后 2～7 天内，喂奶次数频繁，以后通常每日喂 8～12 次。

母乳喂奶不影响体形

有些产妇担心给孩子喂奶会影响了自己的体形，因而不愿给孩子喂母乳。一般母亲哺乳只要摄适量营养就行，所以，喂奶不会使产妇体形变化很大，只要注意控制体重就没有问题。

乳房形态的变化，特别是乳房过大，可影响妇女的体形美。其实，母亲的乳房在妊娠期开始就扩大，分娩后头几天继续扩张。医生认为，某些产妇的乳房扩大，不是因为给孩子吃奶造成的，而是在喂奶前就扩大了的。为了保持产妇的体形美，应该注意以下两点：

（1）母亲在妊娠后期内，乳房明显扩大时，白天和晚上都戴上一个贴胸乳罩，将乳房托起，以防乳房沉重时使支持组织和皮肤扩张。

（2）母亲在妊娠期与哺乳期应防止体重过快增长。因为肥胖也是导致乳房松垂的一个重要原因。

哺乳期的合理膳食

随着婴儿生长发育，乳母的乳汁分泌量持续增加。

由于泌乳时消耗能量及各种营养素较多，因此必须给予补充，以保证母婴足够的营养。乳母对各种营养素的需要量都增加，故在食物的选择上要尽量做到多样化，并注意各种食物的合理调配。

（1）保证供给充足的优质蛋白质。动物性食物如鸡蛋、禽肉类、鱼类等，可提供优质蛋白质，宜多食用。乳母每天摄入的蛋白质应保证在 1/3 以上来自动物性食物。大豆类食物能提供质量较好的蛋白质和钙，并且能被充分利用，所以大豆类食物是质优价廉的好食物。

（2）多食含钙丰富的食物。乳母对钙的需要量大，故要注意补充。乳及乳制品含钙量高，且易于吸收利用，所以每天应适量食用。小鱼、小虾含钙丰富，应多选用。深绿色蔬菜、大豆类也可提供一定数量的钙。

（3）重视蔬菜和水果的摄入。新鲜蔬菜、水果含多种维生素、无机盐、纤维素、果胶、有机酸等成分，还可增进食欲，补充水分，促进泌乳，防止便秘，是乳母不可缺少的食物。每日要保证 500 克以上，并多选用绿叶蔬菜和其他有色蔬菜。有的地区有产后禁吃蔬菜、水果的习惯，应予以纠正。

（4）膳食多样化，粗细粮搭配。乳母的膳食应多样化，搭配食用，每日膳食中应包括粮谷类、蔬菜水果类、鱼禽畜肉类、蛋类、乳类、大豆类等。乳母膳食中的主食也不能太单一，更不可只吃精米细面，应做到粗细粮搭配，每日食用一定量的杂粮、粗粮。

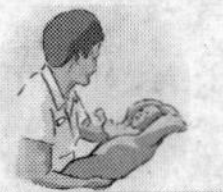

断奶时间及方法

喂奶到10个月或1年，应考虑断奶。因为这时婴儿的胃肠消化能力已逐渐增强，需要的营养也不断增多，靠喂母乳已不能满足婴儿生长发育所需，而且吃母乳的孩子往往不愿意吃一般的饭菜，更易引起营养不良。在这种情况下，及时断奶就很有必要。当然也有因事、因病（如活动性肺结核、急慢性肝炎、全身性严重感染性疾病、乳房化脓感染、精神病等）而需要提早断奶的。

断奶的时间最好选在春秋季节，夏天气候炎热，孩子的消耗较多，细菌的繁殖也快。若这时断奶，饮食卫生稍不注意，就易引起肠胃道疾病，饮食冷烫也不易掌握，最好暂避一段时间。

断奶时要考虑孩子的健康状况，若正在患病，应延缓。

既要适时地给孩子断奶，也要适时地让母奶回掉，否则会给母亲带来不必要的麻烦和痛苦。

注意：

（1）断奶前，应逐渐给孩子添加辅食，以便为完全断奶做准备。

（2）断奶时，母亲不要在奶头上涂辣的、苦的或带色（如紫药水）的东西，避免孩子产生恐惧。

（3）刚断奶时，食物的品种宜多样些，并要做到碎、软、烂、热。

第九章　产后的生活问题与处理

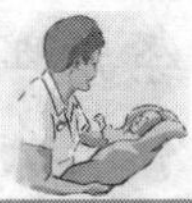

产后第 1 个月的生活安排

1. 产后 8 小时

分娩、产后、处理等程序结束后，要安静休息两小时，确定无事以后可将自己准备的住院服饰由护士或护理人员帮忙穿着，然后到病房充分休养。

分娩后休息 8 小时，产妇即可下床走路。一般是由护士陪同上洗手间，并指导如何更换恶露垫。其实分娩两小时后就能下床。

2. 产后第 1 天

在提倡喂母奶的医院中，从怀孕 37～38 周起就会进行乳管开通工作，生产 30 分钟内即可首次喂奶。但一般都是于产后 12～14 小时左右由护士指导喂奶与乳房按摩，待乳管开通后再首次喂奶。几乎所有的人乳房并没有肿胀的情形，只是练习让宝宝吸吮而已。之后，加上照顾宝宝的课程，时间的安排会愈来愈密集了。

3. 产后第2天

产妇身体恢复精神较佳时，要多补充营养。由于伙食都已计算好热量，请务必吃完。

产妇要多吃黄绿色蔬菜与低热量高矿物质的鹿尾菜等，并以淡味烹调为主。

乳房肿胀时，要多花时间按摩乳房。此时胸罩不可过紧，以可支撑丰满乳房的胸罩为宜。

在床上可进行“一、二、三”产褥体操。若经允许时，请于最短的时间内沐浴。如果使用有护肤成分的沐浴乳，洗净后仅擦护肤水即可。沐浴后，怀孕时撑开的胸部与腹部要“不厌其烦”地以护肤乳仔细按摩。

4. 产后第3天

产妇乳房开始愈胀愈大，母乳分泌愈来愈多了。让宝宝吸吮母乳的同时也可促进子宫收缩。进行产褥体操、紧缩下腹部，外来的刺激都能使子宫与腹壁迅速恢复。此时可以使用条状腹带或产褥束腹带。

以条状腹带暂时性刺激子宫“收缩”，对于腹壁的复原力不足。此外为了不易脱落而系紧的话，反而容易使臀部下垂。

另外，产褥束腹带是由左右来系紧腹部，可以完全压抑腹部的脂肪，又因富伸缩性，不会有条状腹带易脱落的缺点。

会阴切开者下床上洗手间时会有不适感。虽然小便会阻碍子宫收缩，但是憋小便易得膀胱炎。此时需重保暖不能感冒，起身时一定要加件外衣。

5. 产后第 4 天

此时产妇的会阴切开处已拆线，可活动自如了。可以开始进行更换尿布、测量宝宝体重的练习。

可以为宝宝购买溢乳垫，它有环保型与抛弃型两种。形状需配合乳房购买立体形或平面形，以平均 3 小时喂奶 1 次计算，一天约需 8 份，请多加准备。

护理乳房时，乳头也需按摩，并以乳头护垫保护，以利宝宝吸奶。

6. 产后第 5 天

如果没有意外，顺产的妈妈和孩子此刻可以出院了。产妇要学习接受给宝宝进行沐浴的指导。给宝宝沐浴，看似简单，实际上亲自进行时却经常手忙脚乱。即使在孕妇教室已经演练过，但是为初生宝宝沐浴后才会发现困难之处。沐浴时一手支撑头部与背部，另一手则负责清洗。

住院时宝宝的一举一动都想留下来作为往后的回忆，不妨在照片的旁边也记录一些孕妇的感想。

7. 产后第 6 天

出院前医院会指导如何适当的照顾宝宝，以及进行出院检查。如果有什么疑问，要问清楚以消除自己心里的不安。

母亲的乳房平均于产后 2～3 周间为肿胀紧绷的乳腺扩张期，此时需将产褥胸罩改为喂奶用胸罩。而紧身内裤需视恶露的情况（约 2 周后）再决定是否穿着。

虽然出院时迅速恢复的人不少，但是出院后必须使用的喂奶型胸罩或产后调整型衣物等。

若仍有余乳请将它挤掉，这样才能促进乳汁分泌。乳房按摩必须持续，可在挤奶后进行。请遵照医护人员指示来做。

8. 产后第 7 天

整理、缴费、打招呼、拍纪念照，出院当天相当忙碌。有关产后身体恢复状况与回家后生活细节必须注意并记录下来。

虽然怀孕前的衣物仍无法穿着，入院时的孕妇装也不合宜，但是为了靓丽，必须好好打扮自己。如果喂母奶，请准备前扣型上衣，以及腰围可调整的衣裤。请不要忘记稍微打扫一番温暖的家。同时也需向这几天陪伴在侧的丈夫、亲人表示感谢。

孕妇身体的恢复工作与育儿的步骤绝不能着急，凡事都需慢慢进行。产后用内衣若感到不合适时，请换下更新。同时也不能强迫紧缩塑身，以免不适。

9. 产后第 2 周的生活安排

刚从医院回来的这一周因为易疲劳应多注意休息。此周可以说是产后最容易疲劳的时期。完成了生产大事，紧接而来的是育儿工作。婴儿的哭闹，以及不分昼夜频繁的喂奶与更换尿布经常会使你手忙脚乱。

宝宝不明原因的哭闹，这种不安感常使母亲立即把宝宝抱在怀里。此种状态是所谓的产后忧郁症，半数以上的人几乎有此经验。如果有育婴嫂或者婆婆和母亲在身边，你会感觉踏实轻松很多。

除了自己周围的事务与喂奶换尿布等等工作外，其余可委托先生代劳。如果感到疲劳时，请休息。

恶露结束后，再慢慢进行塑身计划，包括支撑胸部，刺激腰部、腹部、臀部等等。

10. 产后第 3 周

此时身体的状况已恢复，可以开始进行部分的家事，重新正常的生活。

由于夜间必须多次喂奶与更换尿布，经常有睡眠不足的情形。虽然产后容易睡眠不足，但因为激素的作用，身体的循环系统仍相当顺畅。但是若真感到疲倦时，可与宝宝一同午睡，恢复精神。如果奶水不足，就要考虑选择奶粉喂养孩子，选择的奶粉品种如果效果不错，一段时间内就不要更换。

乳腺扩张期过了之后，乳房的大小约为怀孕前的两倍。但是由于非常柔软，很容易下垂。白天请使用产后喂奶型胸罩，而夜间则改穿产褥胸罩以维持曲线。

恶露即将结束时可以更换使用较小的护垫。

不要提过重的物品，外出也不可劳累。

11. 产后第 4 周

若身体如期恢复，则可下床正常生活，也能到附近逛街购物。但是最好避免长时间的步行与手提重物。

在类似闭关的生活中整天照顾宝宝，为减轻压力改变心情，不妨做个头发，改变一下发型。洗头按摩之际，是否会舒畅许多呢？

此时宝宝吸吮乳头的力量更强，乳汁的分泌也愈来愈顺畅，真正使孕妇有“母亲的感觉”。外出时请不要忘记穿上喂奶型胸罩，并于胸罩内放置溢乳垫。如果感到胸部与腹部下垂时，请立刻穿上调整型胸罩与束腹带，并进行全身紧缩运动。

12. 产后第5周

孕妇可以根据身体状况与医生事先预约。想请教的内容需先记录下来。恢复上班者，除接受检查，确认没有异常状况外，也要遵守医生指示的父母须知行事。别忘了给孩子起个好听的名字，上户口，做好免疫预防工作等。

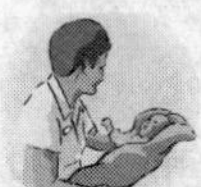

产后母亲抑郁心理的调适

无论怀孕与生产，对于母亲而言，生理与心理都面临着非常剧烈的改变。传统上所盛行的坐月子，就是针对母亲生理上因怀孕与生产所产生的身体变化，做一个适当的补充与调适，让产妇能够迅速恢复怀孕前的身体功能。

但对于心理上的变化，往往没有受到人们重视，许多妈妈必定都曾感受产后心理的变化，最常见的就是忧郁的情绪。产后忧郁一般可分为两种：第一种称为“产妇忧郁”，多在生产后约一周出现，通常只出现几天就会缓解，大约有5%～70%的妈妈会经历类似的过程；另一种则是“产后忧郁症”，出现的机会较低，出现的症状与“重郁症”类似，约有一到两成的产妇会发生，一般都在产后一个月内渐渐发生，所出现的症状相对也较严重，持续的时间较久，可能会持续六到九个月，严重时会影响照顾小孩或工作，甚至会有自杀的念头出现。此外，有相当少数的产妇会出现产后精神病，这是相当急性与严重的疾病，应立刻就医。

1. 产后出现忧郁症的原因分析

造成产后忧郁症的原因很复杂，尚未有定论。可分为生理、体质及心理社会因素三方面来讨论。

生理上，产妇从怀孕到生产的过程当中，激素变化剧烈，如雌性激素与黄体素会在怀孕晚期增加，而在生产后急速下降。因此，所产生的极大落差是可能造成产后忧郁的重要原因。此外，也有研究认为产后肾上腺素、甲状腺素降低也是可能导致产后忧郁的原因。

在体质上，过去曾经有产后忧郁症或忧郁症的孕妇，发生产后忧郁症的几率是一般人的三到五倍，这些产妇，必须特别小心。此外，年轻的产妇、有经前紧张焦虑病史或有情感性疾患家族史的产妇也比较容易出现产后忧郁的现象。

在心理社会因素方面，由于产后照顾婴儿是相当劳心劳力的。婴儿不固定时间的睡眠及吃乳母亲无法事先掌控，会造成睡眠不足与体力耗损，在长时间体力与精神的耗损下，紧张、焦虑、忧郁常常伴随而来，这也是造成产后忧郁症的重要因素。

生活形态的改变所产生的心理问题，也是常见造成产后忧郁的原因之一。如角色的改变，产妇由怀孕期间一个被照顾者的角色，转变为产后担任主要照顾职责的“母亲”角色，会给其带来很大的压力，尤其是第一次当妈妈，面对婴儿的种种问题更常显得不知所措。此时若无适时的外来支持，以维持其照顾者之角色，往往产妇的心理会遭到严重的孤立与挫折。

还有一些个人的预期心理，如婴儿是否是产妇及家庭所期待的、婴儿的健康、婴儿出世后给家庭带来的转变、产后体重增加与工作变化都是影响产妇心理的常见因素。

2. 产后忧郁症的症状

在产后一周出现的“产妇忧郁”，常见的症状有心情差、激动、易怒、悲伤、愤怒、不由自主地流泪，甚至有情绪变化大的情形，还有一部分人会有强烈的焦虑、恐慌及强迫意念。一般而言，产妇对于这些情绪多能自我控制，持续的时间也较短，“产妇忧郁”多在一周内自动消失。

而较晚出现的“产后忧郁症”，出现的症状除了心情低落外，还会有提不起劲、了无生趣、食欲降低、失眠、无助无望感，甚至有强烈的罪恶感与自杀的念头等，少数严重的有杀婴的情形。这些是产妇与家人不可不注意的。

这些症状会整天出现，相对产妇忧郁而言，严重时间也较长，若无适当治疗，可能会拖 6～9 个月，对于产后妇女是一个漫长痛苦的过程。

3. 如何治疗缓解产后忧郁症

产妇与家庭对于产后忧郁的认知是非常重要的，能够早期发现，配合适时的沟通、陪伴，特别是积极的交流，往往可以很快减轻忧郁的情形。

当产妇或家人注意有异常的情绪超过一周时，寻求医生的协助是很重要的。忧郁症不但影响母亲身心功能，甚至殃及婴儿的成长。婴儿早期成长，母亲扮演着最重要的角色，婴儿一出生后就接受母亲所传递的言行及情绪等信息，所以母亲情绪的稳定非常重要。

治疗上可分为咨询与药物治疗两种。通过咨询，产妇与先生及其他家庭成员可以对产后忧郁症有更进一步的认识，发现可能造成产后忧郁的因素，可以一同来面对与解决这些问题。

还有一类产妇是应当特别注意的，就是有忧郁症或产后忧郁症病史的人，产后复发的几率非常高，因此在产前开始就应让精神科医生定期追踪，一直到产后，必要时以药物预防。

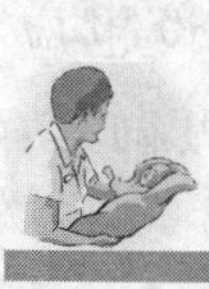

产妇生活环境布置

产妇刚从怀孕、分娩的重负中解脱出来，身心都极为疲惫，为了使产妇的身心迅速得以恢复，给产妇布置一个舒适的环境是相当重要的。以下就冬夏两季作一说明。

1. 夏季产妇生活环境的布置原则

夏季是个相当湿热的季节，若整天紧闭门窗，身居室内之人即使坐着仍会满头大汗。虽说习俗一再告诫产妇们坐月子期间不可吹风，在夏季坐月子时最好还是开一扇小窗，让室内通风、干爽。当室内天气起了变化，如风大、下雨等，应尽快将窗关上，以免受寒。

当然，坐月子期间的产妇应避免吹风，最好不要使用电风扇，如果有条件使用空调，也要将吹风口朝向上方，避免直接吹到冷风。

不应将自己包得密不通风，以避免生痱子。最好的衣着打扮是选择轻薄、吸汗、通风的长袖棉质衣裤，脚趾部分则可套上轻薄、吸汗的袜子。

不需强迫自己遵循习俗而包裹得密不通风，导致大汗淋漓，那样不仅无法“坐好月子”，还可能因此受寒。

2. 冬季产妇生活环境的布置原则

产妇在冬季坐月子，居家首要条件就是：保持室内的干爽，因为室内保持干爽，就不易感觉湿冷。

此外，最好能将室内的门窗紧闭，床铺的铺设也应采用保暖的材质，如遇寒流则可使用暖气设备加以御寒；如果怕冷，建议可随身携带特制的暖包予以保暖。

在产妇衣着方面，建议穿着轻便、保暖的衣裤，脚上最好套上袜子，颈部围上围巾，尽量避免吹冷风。

子宫收缩不良的早期诊断

子宫收缩不良，是指子宫无法依正常的形态复原，仍然肿大。胎盘碎片的残留与感染，是造成子宫收缩不良的主因。

产后检查时，若发现子宫在预期恢复高度以上时，即应怀疑是否为子宫收缩不良。

此外，孕妇如果在产后发现恶露无法由红色转为浆性再转为白色，或者是产后一直有恶臭分泌物及背痛现象，也可能是子宫收缩不良的一个早期征兆。

子宫收缩不良，是产后 4～6 周的产后检查中最为常见。通常医生作双手内诊时，可发现一个肿大且较正常而软的子宫。

早期诊断出子宫收缩不良，可先采取药物治疗；若药物治疗无效，也可安排子宫刮除术，以清除残留的胎盘组织，同时能可避免大出血的产生。

产后感染的预防

产后感染是指伴随着生产而来的生殖道感染，最常见的有子宫炎、子宫内膜炎。

早期的产后感染局限在子宫腔，但是到了中末期，会通过淋巴及血管蔓延成一种渐进性疾病，而导致腹膜炎或骨盆蜂窝组织炎。

产后感染的初期症状包括：下腹疼痛、背痛、发烧、恶臭分泌物、恶心、呕吐。到末期，则可能出现寒战、无力、嗜睡、子宫出血、心跳过速等现象。

产后定期检查，可发现产后感染的早期征兆，采取必要的药物、饮食治疗等措施，以减少发生更严重的后遗症。

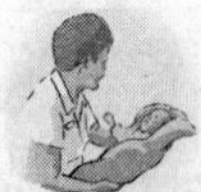

避免血栓栓塞疾病

大约 1％自然生产的产妇及 2％剖腹产的产妇，会发生血栓栓塞疾病。虽然此类疾病亦可能发生于产前，但是一般仍以产后期为多，故被视为产后合并症之一。

静脉血栓是指产后血液淤积于深部或浅部静脉，这时会伴随着血块脱落，有造成肺栓塞的危险。

导致产后血栓形成的因素包括：① 某些凝血因子量的增加；② 产后血小板增多症（血中血小板量增加）；③ 血小板黏稠度增加；④ 胎膜、胎盘以及胎膜释放凝血激素；⑤ 蛋白溶解抑制素的量增加。

其诱因则包括：肥胖、高龄产妇、多产妇、麻醉不当、贫血、体温过低、心脏病、使用退奶药物等。

由于产妇对于静脉血栓发生的情况往往不清楚，所以需借各种方法作诊断，如病史、理学检查、阻塞性环带阻力静脉摄影、超声波摄影。

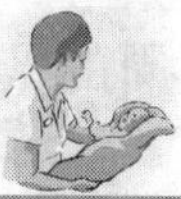

产后性生活与避孕

一般情况下，产后一月内夫妻不宜进行性生活，此时恢复性行为可能有点困难，孕妇会顾虑疼痛。因此最好的办法就是放轻松慢慢来。和配偶分担的感受与顾虑是必需的，要互相体谅，孕妇和配偶的性欲可能会受到压力、情绪和疲倦等因素影响。孕妇之所以还不想有性行为还有一些身体原因，这些包括孕妇正在改变的雌激素水平，它可能造成阴道的干涩与敏感。此外，孕妇可能还在出血。假如孕妇曾接受会阴切开术，孕妇的不适感可能更为严重。由于身体上的这些改变都是正常的，孕妇现在可能就是无法产生性欲。

建议妇女产后 6 周，或者两个月以后才可进行性行为。

决定恢复性行为后，孕妇可以采取一些措施让使夫妻双方都更愉快。试试以下的办法：

产后避孕是非常重要的，而且也是孕妇必须考虑的事。假如孕妇真的决定从事性行为了，那么就需要采取一些避孕措施。假如孕妇不想再怀孕的话，可能经期还没到就怀孕了。

多数妇女如果没有哺乳，会在产后 6～8 周开始排卵，如果孕妇从事没有防范的性行为，就可能再度怀孕。亲自哺乳的话，排卵和经期可能会延后数个月。假如孕妇不想很快再生个孩子的话，那么一定要和配偶及医生讨论避孕方法的选择，孕妇可以在住院期间或做第 6 周的产后检查时和医生讨论。

假如怀孕前使用子宫托或子宫帽避孕，那么产后孕妇就必须再重新装上。妇女生产后子宫颈或阴道的大小经常会改变。喂母乳的话，保险套和杀精虫剂可以安全使用，口服避孕药（避孕锭）也可以使用，它们易于使用而且很少影响健康。它们不会减少乳汁分泌，而且对婴儿也不会产生有害的影响。

有些妇女选择子宫内避孕器。子宫内避孕器对乳汁分泌没有影响，应该等生产完 6 周后再装子宫内避孕器。

假如孕妇喂食婴儿奶粉，孕妇可以决定一种产后立即开始的避孕方式。

假如孕妇想使用含有雌激素和黄体素的避孕药，那就至少等到生产完成两周后再开始。

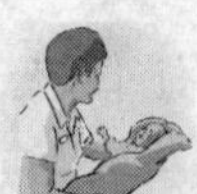

母婴运动概述

最新的育儿保健主张告诉我们：孕妇生产下胎儿一定时期后，母婴同步的适当运动有助于母婴的健康和宝宝的成长。

在孕妇正确而轻松地做运动的同时，还可以照顾到婴儿。

有些运动，大可放心地和婴儿一起做。在做这些运动时，提着婴儿，会使孕妇的肌肉更有力量，同时能充分地运动。

但是，在做某些运动时，婴儿只能躺在孕妇的身旁，看着孕妇运动。这两种方法都使婴儿享受运动感与亲密感。

每一天，可以凭孕妇本身与婴儿的感觉，来决定在孕妇做运动时，是否要把婴儿包括在内。

也许孕妇较喜欢趁其睡觉时，专心地做运动，或是由其他人照顾。

假如孕妇和婴儿都觉得轻松愉快，那么他应该会喜欢与孕妇在一起做运动，或是他会喜欢躺在孕妇身旁，看孕妇运动。

不过，如果在孕妇运动的时候，他看来非常焦躁不安，或是在孕妇尝试着做运动时，感到很气馁，最好的方法就是不做运动，待其他时间再来。可以在推着婴儿车的时候，愉快地散步。这有助于婴儿身心健康，并可以增加孕妇的有氧运动量。在这一天内，孕妇还可以做其他类型的运动。

产后母婴运动的意义和作用：

做规律的运动，可以为产后母婴健康带来极大的好处。这些好处包括：

① 有助于消除精神紧张与压力。

② 控制体重。

③ 增强心肺功能，可以减少心血管疾病的发生率。

④ 有助于改善体形，因为运动可以调节松弛的肌肤，并减低脂肪含量，使孕妇拥有健康的感觉。

⑤ 运动课程的参与为社交机会之一。

⑥ 有助于减少老化的现象。

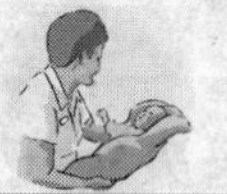

母婴运动健身的方式

1. 瑜伽术和游泳

新妈妈在运动前要考虑：身体匀称与否，如柔软度、肌肉的强健与耐力、活力或心脏血管的粗细、平衡，以及身体各部位的协调。

要使身体健康匀称，有必要确保各项运动平衡，注意到各成分的比例。某些运动会专注于某部分，因此孕妇需要做其他运动，使身体其他部分保持匀称。比如瑜伽术和游泳。瑜伽术能增加孕妇的柔软度，但是并不能增加活力。

重量训练能够增强肌肉的强健，但是并不能增加柔软度。游泳是在各方面都有助益的好运动。

2. 散步

对于母亲和新生婴儿来说，外出散步是最适合的健身运动。

只要遵守某些基本原则，散步是增强并保持身材的好方法。以正常步伐散步，是非常有效的运动方式，而且它不会消耗太多的热量。要增加身体的匀称与消耗更多的热量，需要以轻快的步伐来行走，并感觉到身体在散发热量。

要使散步具有效果，散步的时间要长，并且次数要多。推着婴儿车行走 5 分钟，到购物店的散步并不足够。一个星期至少要散步 3～5 次，每次 15～30 分钟。这么一来，才能使孕妇的身体匀称，并使体重下降。但是，这种程度的运动也不足以避免更年期后骨钙质流失，因此还有必要做其他运动。

在山丘处散步，尤其是在推着婴儿车的时候，可以增加肌肉和心脏的运动。假如孕妇的工作地点是在山上，那么这对孕妇绝对是有益的。

重要的是，不论做何种运动，只要不感觉无聊，而是自己喜欢的，就可以使孕妇身心愉悦，并且充满活力。小心谨慎地选择运动时间，不论在情绪还是身体，都可以获得益处。

3. 母婴运动中的安全考虑

任何运动课程都有造成运动伤害的可能。但是在运动时，也要避免错误的发生。

以下的人最容易造成运动伤害：

① 柔软度不足。

② 体重过重。

③ 肌肉的力量不足。

④ 以往不曾做过长时间的运动。

4. 小心运动中的疼痛和创伤

运动不会引发疼痛、疲倦、胸部的紧张或呼吸困难。

假如有这些症状，应该马上停止运动，这很可能是因为肌肉不习惯于运动，或是由于一开始时姿势不正确所致。这时，必须检查姿势。假如这些运动仍然造成疼痛，应该请教专业医生。

在感到不舒适或身体有病痛时，必须停止运动；在感染流行性感冒以后，至少要休息两天才能够运动。

假如觉得非常疲倦或有持续性的肌肉疼痛，或是在做完运动后许久，脉搏跳动仍然无法恢复正常的频率，这很可能是因为运动过度了。那么，下一次运动的时候，应该做调整。

每天从事过于激烈的运动课程，很可能会使孕妇受到伤害，一个星期只要运动 3～5 次，就足以维持身材匀称。

要穿着轻便而舒适的衣服，这样可以让身体自由自在地呼吸。韵律服和紧身衣并非一定需要的。运动衣的衬里可以脱下。

鞋子应该具备防滑功能，并拥有柔软的鞋垫和舒适而适当的鞋跟，特别是在做有氧运动的时候，不要赤脚做有氧运动。

5. 其他注意事项

室内运动时，室内温度不宜太低或太高。要确定室内没有障碍物，也没有容易碰撞上的墙板，或是太滑的地板。

生产以后，许多女性都会感到尾椎骨不适。假如愿意，在运动的时候，可以躺在毛毯、毛巾或运动垫上，例如：在孕妇做躯体向上或躯体向下的运动时，都可以这么做。当感到疼痛时，便应该停止运动。

运动时要缓缓地增快，慢慢地停止。

正餐以后的两个小时内不要做运动。

最后，不要忘了微笑。想一想运动带来的所有好处，不要把它当做是烦人的琐事。

母婴运动安全指导与防范

在做所有站立姿势的运动时，要记住以下的姿势：

① 站高直立。

② 正常地呼吸。

③ 肩膀向下并向后缩。

④ 保持膝盖的柔软，同时不要向后倾。

⑤ 颈部伸直，同时收下巴。

⑥ 腹部收缩，骨盆也向下收缩。

当做任何有关弯曲膝盖的运动时，要确保膝盖是在脚趾的正上方。同时，要避免使膝盖和脚踝的韧带受伤。

做躯体向上的运动时，膝盖要弯曲，脚掌平贴于地面，腹部要收缩，好让背部能平贴于地板。当做更激烈的运动时，手置于头部后方，确实使手指维持平贴于耳朵旁。手掌不要用力，否则很可能拉伤颈部。

做任何四肢的运动时，要收缩腹部，并维持腹部的平坦。进行任何头部与颈部的运动时，保持运动的缓慢与平顺。

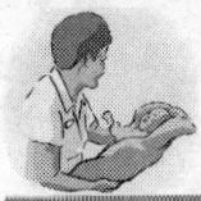

产后母婴运动须知

1. 运动禁忌要知道

颈部不要向后仰至正对着天花板，这会对颈部关节造成很大的压力。

膝盖弯曲的程度如果过大，会造成膝关节的压力过大，要维持大腿与地板平行。

在做身体柔软度运动时，要避免做弹跳运动，因为这只会造成收缩的压力。

例如伸直双脚。以指尖去碰触脚趾时，会使膝盖过分伸展，并会造成大腿背部的肌肉紧缩。

当孕妇仰躺的时候，绝对不要提起双脚，此举会造成背部极大的张力，特别是在腹部肌肉已经无力的情况下。

做仰卧起坐时，要避免伸直双腿，因为很可能会使背部肌肉受伤。

2. 意外事故紧急救助

女婴毕竟不同于普通人，她们在身体特点、运功机能、反应灵敏程度等方面都稍弱，在健身运动中要特别注意安全。

假如确实遵循上述的安全指导，应该不会有任何需要紧急救助的问题。但是，若不幸有损伤状况发生，也需要学习紧急处理的方法，以减少身体组织的伤害，并加速伤口的恢复。

任何在紧急救助后，若问题严重，应该及时向医生或物理治疗师求助。

不论是肌肉拉伤或裂伤，还是直接在肢体部位的重击，或支撑关节的韧带受伤，例如脚踝的扭伤，这些情形的结果都非常相似。通常，先会感到疼痛，随后出现肿胀，且受伤的部位淤血。这会导致肢体不能活动，这种疼痛持续得愈久，关节僵硬的几率就愈大。同时，可能导致肌肉萎缩。

假如能尽量避免肿胀与淤血区域的扩大，就可以降低疼痛感，并使恢复的速度加快。对于比较次要的肢体所受到的伤害，可以采取的紧急处理方式包括休息、冰敷、压缩与抬高。

休息在治疗的期间同时进行，一两天暂时不要活动肢体。冰敷的作用是减轻疼痛感，并减缓血液的流动，具有降低受伤部位肿胀的作用。压缩则是用弹性纱布或绷带绑住受伤部位。抬高则是受伤部位如脚踝或手掌，会因为压力而肿胀，由于这些部位通常是下垂的，因此可以抬起脚，放在架子上；或是用吊带支撑手臂，以减缓血液的流动。这么一来，便可以减轻肿胀与疼痛。

第十章　孕产妇食疗方

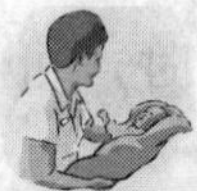

苏叶生姜茶

【配方】　紫苏叶 4 至 5 克，生姜汁数滴。

【做法】　沸水冲泡，代茶饮服。

【特点】　具有理气和胃安胎功效。用于妊娠早期恶阻、恶心呕吐，头晕厌食。

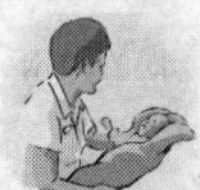

橘皮竹茹茶

【配方】　橘皮 5 克，竹茹 10 克。

【做法】　用沸水冲泡，代茶饮服。

【特点】　具有理气和胃止呕功效。用于妊娠早期反应，胃气上逆，恶心呕 吐，头晕厌食，心烦等。

红烧牛肉

【配方】 牛肉75克，豆瓣酱10克，白萝卜30克，花椒1 5克，盐2克，花 生油10克，白糖、八角各适量。

【做法】 牛肉选肋条切成块，用沸水焯一下捞出，切成方块。白萝卜切方 块。花椒、八角用纱布包好。锅坐旺火，下花生油烧至3成熟，放入豆瓣酱炒至油呈红色。加入鲜汤150克和牛肉、香料包 、盐、糖烧开，滗弃浮沫，改用小火烧至熟烂。将萝卜块入沸水焯一下下锅，放盐烧，至汁 浓肉烂，取出香包，吃时撒上香菜。

【特点】 香嫩可口，富含优质蛋白质、核苷酸。

蔗汁牛肉丸

【配方】 牛肉500克，甘蔗汁半杯，菜叶数张，酒1汤匙，酱油2汤匙，色拉油1茶匙，太白粉1汤匙，油500克。

【做法】 牛肉洗净绞碎，生菜叶洗净垫在盘中备用。将牛肉末加色拉油及酱油调匀，顺同一方向搅和均匀，再加半杯甘蔗汁，与太白粉保持同一方向拌成糊状。倒油500克在锅中烧至温热，起出1匙牛肉末做成一个牛肉丸，放在锅中炸至微黄，捞起，沥干油放在菜叶上即成。

【特点】 此菜甜而不腻，又嫩又香，含有丰富的蛋白质、脂肪、钙、磷、铁、尼克酸及维生素 E 等多种营养素，能补脾胃、益气血、除湿气、消水肿、强筋骨。怀孕妇女食用，有利胎儿营养的补充。

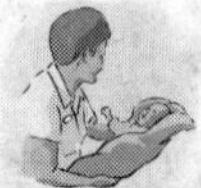

鸡丝菠菜

【配方】 熟鸡脯肉 150 克，菠菜 500 克，水发粉丝 50 克，海米 10 克，蒜蓉、精盐、芥末面、芝麻酱、醋、熟油等各适量。

【做法】 将菠菜择洗干净，沥干水，切成 3 厘米长的段，在滚水中灼一下捞出，用清水拔凉，控净水分，放在大盘内。将水发粉丝放在凉开水中洗一下捞出，控净水分，切成 4 厘米长的段，放在菠菜上。熟鸡脯肉切成细丝，放在粉丝上，海米用温开水泡好，捞出，撒在上面。将芥末面用热水焖好，芝麻酱用少许冷开水搅开，再放入精盐、醋、味精、蒜蓉、搅拌均匀，浇在盘内，淋上熟油数滴拌匀即成。

【特点】 清鲜爽口，含丰富蛋白质、碳水化合物、胡萝卜素、维生素（B_2、C）及钙、磷、钾多种矿物质。有滋阴平肝、助消化的作用。

苹果炒鸡柳

【配方】 鸡肉300克，甘笋半只，苹果1个，青西椒一只切粗条，姜丝一汤匙，蒜蓉少许。

【做法】 苹果去皮，切粗条浸在盐水中，避免变黑。甘笋去皮洗净，切粗条，放入沸水中约8分钟，捞出沥干水。鸡肉洗净切粗条，用盐、生粉、生油调制的腌料腌15分钟，然后放开水中灼至将熟。烧锅下油，爆炒姜丝，放青西椒炒至将熟时，加入蒜蓉炒片刻，下鸡肉、苹果、甘笋炒匀，茄汁用1.5汤匙、糖半汤匙、盐1/4茶匙、麻油、古月粉少许、生粉3/4茶匙，水3汤匙调匀上芡，炒匀。装盘。

【特点】 色全味香，又富含蛋白质、多种维生素和矿物质。

雪菜笋片汤

【配方】 腌雪里红50克，冬笋片50克，瘦猪肉25克，青蒜叶少许，香油半汤匙，料酒半汤匙，精盐少许，猪油1匙半。

【做法】 腌雪里红、青蒜叶切成细末；冬笋切成薄片；瘦猪肉切成细丝。炒锅烧热，倒入猪油，油热后倒入雪里红和笋片煸炒几下，加入两大碗水，盖盖烧开后将肉丝倒下，迅速拨散，加入料酒和盐，烧开后即停火，盛入汤碗内，加入青蒜叶即可。

【特点】 鲜嫩、清香，味美可口，富含钙、铁等微量元素。

肉丝榨菜汤

【配方】 瘦猪肉 100 克，榨菜 50 克，香菜少许。香油 5 克，精盐 2 克，味精 1 克，料酒、清汤各适量。

【做法】 瘦猪肉洗净切成细丝。榨菜洗去辣椒糊，也切成细丝。香菜择洗干净，切段。将汤锅置火上，加入汤（或清水）烧开。下肉丝、榨菜烧沸，加精盐、味精、料酒、香菜、淋香油，盛入汤碗内即成。

【特点】 此汤肉嫩味美，清香利口，含有优质动物蛋白质、多种矿物质和维生素，并能补充人体需要的水分，适宜孕妇食用。

丝瓜瘦肉汤

【配方】 丝瓜 250 克，瘦猪肉 200 克，蜜枣、味精、盐少许。

【做法】 丝瓜切块，瘦猪肉切片，瓦煲放适量水，放入蜜枣、丝瓜块、瘦肉片烧滚，然后慢火煲至肉熟，用盐、味精调味，即可食用。

【特点】 有清热利肠、解暑除烦之功效。

薏米炖鸡

【配方】 瘦鸡 1 只，薏米 50 克，天门冬 7.5 克，冬菇 3 只，白菜少许，盐少许。

【做法】 薏米与天门冬预先泡上一夜，洗净待用。冬菇浸软后洗净去蒂；白菜洗净备用。鸡去毛洗净，从鸡背剖开，取出内脏后，放入沸水中焯水片刻，取出置于清水中冲净。将鸡放入较大的炖盅内，注入适量沸水，隔水炖约 1.5 小时，然后放入冬菇、薏米及天门冬，再炖约 1.5 小时，再放入白菜，加入调味后，再炖一会即成。

【特点】 薏米即薏苡仁，能柔美肌肤，又能消除关节及肌肉疼痛。薏米再加上天门冬，则更是益补，因为天门冬有滋养强壮之效，又能除痰止咳。此汤除热量不高外，又有滋补美容之效。

姜汁黄鳝饭

【配方】 粳米 100 克，黄鳝 50 克，姜汁 10～20

毫升。

【做法】 先将黄鳝处理干净，以姜汁、花生油拌匀。待饭煮至水分将干时，放黄鳝于饭面，收火15～20分钟即成。齐米法：先洗净活黄鳝，把米下入瓦煲内煮开后，即将黄鳝剪掉尾尖，迅速放入锅内盖好，煮熟后，加姜汁、油、盐调味即成。

【特点】 此饭具有补血健胃作用，尤其适用妊娠呕吐，食欲不振的孕妇，并含有丰富的维生素B_2。

菠萝炒饭

【配方】 带皮鲜菠萝1个，白米饭100克，熟虾肉25克，叉烧肉丁40克，鲜鸡蛋1个，葱花芫荽叶、精盐、味精、花生油各适量。

【做法】 先将菠萝切去顶部，作盖用。用刀将菠萝中间挖空，把挖出的菠萝肉及菠萝壳分别放入盐水中稍浸泡，捞起滤干水分。将菠萝肉切成小丁，待用。将油锅上中慢火，放入蛋液、白米饭、叉烧肉丁、熟虾肉，炒至有香味溢出，加葱花、精盐、味精调味，再加入菠萝丁。炒匀后，盛入菠萝壳内并放上芫荽叶，盖上顶盖便成。

【特点】 由于炒饭放入菠萝壳内，菠萝的香味于饭中，此炒饭醒胃可口，富有岭南果味香，富含钙、铁、优质蛋白质。

什锦果汁饭

【配方】 标准大米、牛奶250克，白糖200克，苹果丁100克，菠萝丁、蜜枣丁、葡萄干、青梅丁、碎核桃仁各25克，番茄沙司、玉米淀粉各15克。

【做法】 将米淘洗干净，放入锅内，加入牛奶和适量清水焖成软饭，再加入白糖150克拌匀。将番茄沙司、苹果丁、菠萝丁、蜜枣丁、葡萄干、青梅丁、碎核桃仁放入锅内，加入清水300克和白糖50克烧沸，用玉米淀粉勾芡，制成什锦沙司。将米饭盛入小碗，然后扣入盘中，浇上什锦沙司即成。

【特点】 色泽美观，味道香甜。此饭营养全面，含有丰富的蛋白质、碳水化合物，维生素（A、B_1、B_2、D、C）和钙、磷、铁、锌、尼克酸等多种营养素。此饭使孕早期妇女得到充分的营养，身体更健康，并且能满足胚胎生长对各营养素的需求。

【注意】 大米应选用标准米，不能是精米，应因标准米中有较多的胚芽及外膜，保存了大部分营养素。

肉丝羹浇面

【配方】 瘦肉50克，黄瓜100克，面粉75克，食用油 10 克，酱油、精盐、葱均适量。

【做法】 用温水将面粉和成团，做成面条下锅煮熟。将肉及黄瓜切成丝，勺内放油在火上坐热，先放葱花炝锅，后放肉丝煸炒，再放少许酱油加盐倒入黄瓜丝，再煸炒几下，浇在面条上拌匀即可。

【特点】 蛋白质与锌含量较多。

怀孕早期滋补粥

【配方】 牛肉、牛肠、牛肚、牛肝、牛大肠、牛胰、牛心共计 50 克，米粉 50 克，大米 25 克，姜丝、香菜、葱花各适量，盐少许。

【做法】 将大米洗净，用少许盐腌拌，水烧开时下米先煮。将洗净的牛肚、牛大肠、牛胰放入粥内煮烂。将牛肝、牛心、牛肉切片，和米粉一起在粥快煮好时再下锅煮熟，放入姜丝、葱花和香菜末调味即成。

【特点】 鲜美味浓。富含丰富的优质蛋白质、无机盐、铁、锌、维生素 B_1 和维生素 A。

生姜羊肉粥

【配方】 生姜 30 克，羊肉 100 克，大米适量。

【做法】 生姜洗净切片，羊肉切小块，三者同煮为粥。

【特点】 妊娠虚寒，小腹冷痛，形寒肢冷，纳少便溏。

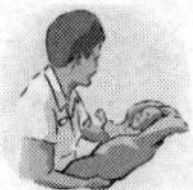

莲米猪肚粥

【配方】 莲米 50 克，猪肚 1 具。

【做法】 猪肚洗净切小块，与莲米同煮为粥即可。随意服食。

【特点】 此粥营养丰富，富含蛋白质、维生素、矿物质，最宜孕妇食用。

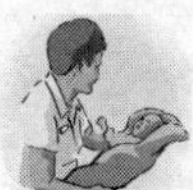

母鸡墨鱼粥

【配方】 母鸡 1 只，墨鱼干（乌贼）1 大条，糯米 150 克，盐少许。

【做法】 将母鸡宰杀去毛，内脏洗净。锅内加水，入鸡肉及内脏，同墨鱼干共炖烂，取浓汁，入糯米共煮粥，熟时加盐调味即可。空腹温服。习惯性流产者提前 2～3 个月服食，或受孕后每月吃 1～2 次，亦可连食，效果更佳。

【特点】 适用于习惯性流产。

安胎鲫鱼姜仁汤

【配方】 鲫鱼 1 条约 400 克，生姜 6 克，春砂仁 15 猪油、精盐、味精少许。

【做法】 ①鲫鱼去鳞、内脏，洗净；春砂仁洗净，沥干，研末，放入鱼肚；生姜去皮，洗净，切丝，待用。②洗净炖盅，将鱼放入，再放入姜丝，盖上盅盖，隔水炖两小时，加猪油、精盐、味精调味，稍炖片刻，即可食用。

【特点】 安胎、止吐、醒胃。对于妇女妊娠期间呕吐不止、胎动不安，有较好的疗效；同时，又能增加孕妇的食欲。

莲子糯米粥

【配方】 莲子 50 克，糯米 100 克，白糖适量。

【做法】 ①温开水浸软莲子，去皮、芯，清水洗净；糯米淘洗干净，清水浸泡 1～2 小时，捞出沥干，待用。②刷净煮锅，放入莲子、糯米，清水适量，置火上，煮成粥，白糖调味，即可食用。

【特点】 补中益气，清心养神，健脾和胃，养胎。对孕妇腰部酸痛有一定疗效，常食可以养胎，防止习惯性流产。

图书在版编目(CIP)数据

孕产妇健康生活知识/郭嘉主编．—合肥：合肥工业大学出版社，2010.5

(健康生活知识系列)

ISBN 978-7-5650-0200-7

Ⅰ.①孕… Ⅱ.①郭… Ⅲ.①孕妇—妇幼保健—基本知识②产妇—妇幼保健—基本知识 Ⅳ.①R715.3

中国版本图书馆CIP数据核字(2010)第087119号

孕产妇健康生活知识

郭 嘉 主编　　责任编辑 马成勋

出版	合肥工业大学出版社	**版次**	2010年10月第1版
地址	合肥市屯溪路193号	**印次**	2010年10月第1次印刷
邮编	230009	**开本**	880毫米×1230毫米 1/32
电话	总编室：0551-2903038	**印张**	8.25
	发行部：0551-2903198	**字数**	158千字
网址	www.hfutpress.com.cn	**印刷**	中国科学技术大学印刷厂
E-mail	press@hfutpress.com.cn	**发行**	全国新华书店

ISBN 978-7-5650-0200-7　　定价：14.00元

如果有影响阅读的印装质量问题，请与出版社发行部联系调换。